Dr. YANDEL's
SYMPTOMATIC DIAGNOSIS

症状を知り、病気を探る

病理医ヤンデル先生が「わかりやすく」語る

市原 真

照林社

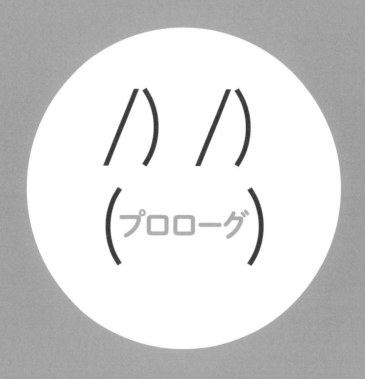

(プロローグ)

　この本は、「患者さんの痛みと共に歩む医療者のみなさん」に向けて書いた本です。私が自分語りをするための本ではありませんが、私がなぜこの本を書くに至ったかを、最初に「おまけ」としてお話しておこうかな、と思います。おまけです。のんびり読んでください。

ちょっと豪華なカンファレンス

　週に一度、水曜日の朝8時。
　「カンファレンスルーム1」に、12人の初期研修医が集まってきます。"研修医カンファ"と呼ばれる勉強会が始まります。
　私の勤める札幌厚生病院は、ベッド数500床の中規模病院です。外科手術や肝臓・胆膵・消化管領域の高度医療、内視鏡診療を得意とするほか、循環器内科・呼吸器科・婦人科・泌尿器科・耳鼻科・皮膚科など多くの専門科を有しています。
　一方、救急診療にはそれほど力を入れていません（2017年現在）。わかりやすく言えば、当院には、救急車があまりこないのです。
　こういう病院は、初期研修医に敬遠されがちでした。医者のタマゴたちは、キャリアの最初の数年間を、「ERが充実した病院で過ごしたい」と考えることが多いからです。多くの救急車を受け入れる医療の最前線で、どんな患者さんがやってきてもすばやくアセスメントをし、適切な処置を迅速に行えるようになりたいからです。
　かつて、初期研修医たちから、こんなセリフを、よく聞きました。
　「飛行機のなかで、お医者さんはおられませんか、と言われたときに、何もできなかったら恥ずかしいですよね。何科に進むにしても、基本的な救急手技はやっておかないと、不安です」
　救急車があまりこない病院で初期研修をするのは、不安だったのかもしれません。

　「だった」と過去形で書いたのは、最近、若い医療者の感覚が少しずつ変わってきたように思うからです。
　現代、医療は専門性を増しました。高度な手術、複雑な薬物治療、画像診断の進歩、疾患ごとに細かく設定されたガイドライン、エビデンス・ベイスト・メディシン。高度な医療には、高度な専門家が必要とされます。医学部卒業者のおよそ8割から9割は、「専門医療」の道に体を半分以上突っ込んでいます。町医者や家庭医、ERドクター

のように、常にプライマリーの現場に身を置く人のほうが、少なくなりました。

　より専門性の高い医療を修めるため、専門医が多く在籍する病院で生涯の師匠を探すべく、「あえて」救急車が少なく専門性の高い当院を初期研修先に選ぶ研修医が増えてきました。

　うれしいことです。理由はともあれ、自分の勤め先を選んでやってきてくれる人が増えるというのは、喜びですよ。

　けれど、私たち指導医は、ちょっとだけ悩みが増えました。

　研修医たちが将来、専門性の高い仕事をするとはいっても、臨床全体に通じるような「診断学の基礎」をおろそかにするわけにはいきません。救急車はそんなに来ませんが、すでに何かの病気があって当院をかかりつけにしている患者さんたちが、おなかが痛い、胸が苦しいと、当院を訪れることはあります。研修医たちに、医療の基本中の基本である「まだ診断がついていない人の、診断をつけるやり方」を、きちんと学んでもらいたい。そのためには、どうしたらよいだろうか。どんな研修プログラムを組もうか。

　そんなに多くないとはいえ、救急車はやってきます。日替わりで当直に挑む初期研修医たちは、日によって、5台の救急車を迎えることもあれば、夜中にウォークインでやってきた患者さんを担当することもあります。

　それに、入院患者さんにも新たな診断が必要なケースは、思いのほか多いのです。糖尿病で通院している患者さんが、胸が苦しいと言って夜中に来院した。手術後に入院している患者さんが、ある夜熱を出した。たとえ何科に進んだとしても、医療者である限りは、患者さんの訴える新しい痛みや、今までとは少し違う症状に出合い、考え、対処を求められることになる。

　救急車を積極的に受け入れているわけではないから、救急症例はそんなに多くない。だったら、各人が少しずつ経験する症例を、週に1度持ち寄ってみてはどうか？

そんな発想で始まったのが、研修医カンファです。この症例勉強会には、多くの上級医が参加してくれることになりました。

　肝臓専門医で命を縮めるような激務をこなしながら患者さんと粘り強く付き合い続ける、ＯＴ先生。消化管の専門医で、胃腸炎からがんまで幅広く診療をなさる、ＫＨ先生。血液内科、一般内科にてジェネラルからスペシャルまで死角のない診療をなさりながら、さらに緩和ケアチームでケアにも造詣の深い、ＦＴ先生。循環器内科で心臓カテーテルや心臓エコーを使いこなし、専門学会から検査技師さん向けの勉強会にまで顔を出す、ＫＹ先生。呼吸器科にて腫瘍や感染症を専門とし、ウォーキングとビールをこよなく愛する、ＨＨ先生。私より若く、鋭く優秀で、胆膵領域のスペシャリストかつ豊富な研修経験をもつ、ＫＳ先生。今は東京医科大学に戻られましたが、勉強会創設時には竹を割ったようなスナップダイアグノーシスと、慎重なアセスメントを厳しく指導してくださった、若き外科医、ＴＴ先生。

　当院にとって幸運だったのは、この勉強会に、これだけの「専門をもつ人たち」がジェネラルにかかわってくださったことです（おまけに、歴代の事務次長さんも顔を出して、細かくサポートしてくれるんですよね）。

ライバルは初期研修医

　不思議だったのは、これだけ多くの専門家たちをまとめる「司会」が、なぜか病理専門医である私だったことです。

　臨床の勉強会の司会が、病理医？　こんなにプロがいるのに？

　臨床検査室の奥に引っ込んで、日がな一日臓器やプレパラートと格闘し、パソコンとにらめっこをしている私は、初期研修医よりも臨床を知らない人間でした。これをお読みのあなたがナースであれば、「初期研修医より知らない？　それはひどいですね（笑）」と、事態の深刻さに眉をひそめる（？）ことでしょう。

　私は、初期研修医と並んで、毎回症例と格闘します。なぜ、その問診を大切にするのか。どうして、こんな検査を必要とするのか。患者

さんの訴えの意味、画像の解釈などを、初期研修医と同じように、悩んで、考え続けることになりました。多くの専門医の方々が、私たちに、患者さんを診るヒントを教えてくださいました。司会とは名ばかり。実際には、教わるほうです。

　私は、分厚い診断学の教科書を買いました。脳内には、「座学で現場の何がわかるんだよ」と、自嘲する声が響き渡りましたが、それでも私は、自分より一回りも若い初期研修医たちには負けられない、忙しい朝の時間にわざわざ来てくれる専門医たちにもあまり恥ずかしいところは見せられないぞと、勉強を始めました。

　インターネットの無料ライブ配信アプリ「ツイキャス」のラジオ配信にて、『ハリソン内科学』(メディカル・サイエンス・インターナショナル)の音読企画というのをやったことがあります。あのころ、私は、当院の初期研修医や、これから当院に入ってくるであろう医学生たちを勝手にライバル認定していました。お前らよりも、勉強会で切れ味のあるアセスメントをしてやるからな……と。

病の理とはなんだ

　話は少し変わります。

　私は、月に一度、北海道の釧路という町に出張をしています。足掛け10年にもなるでしょうか。年中、おいしいお魚が食べられます。信じられないほど多くのソウルフードが、こんな小さな居酒屋で食べられるなんて。なんてビールのうまい町なんだ。私は、釧路のことが本当に好きで、第二のふるさとだと思っています。

　その釧路に、とある看護学校があります。看護学校では、私の出張先である某病院から、医師を講師として招いて授業をしています。私の元にも、「病理学」の講師をやってくれないかというオファーが来ました。さて、自分は看護学生さんに何を伝えられるのだろうと思いながら、承諾のメールをお送りしたのです。

　看護学校向けの教科書として指定された教材を読んだ私は、あることに気づきました。

そうか、病理学の講義といっても、プレパラートの読みかたを教えるわけではないんだよな。

病理総論には、副項目が 10 個ありました。代謝、栄養、循環システム、炎症、感染症……。いずれも、確かに、「病の理（ことわり）」です。いずれも、医療の、診断学の基礎となるものです。病理学というと、日ごろはなんだか顕微鏡の学問みたいな感じで働いていたけれど、そうだ、病気って何なんだと考えることこそが、病理学だよな。

考えた末に、私が始めた「病理学」の講義は、今にして思うと、少し独特だったかもしれません。

入学したての 1 年生に、まず、このように話しかけることにしました。

君たちは、将来、看護師になります。今の段階で勘違いをしている人がいるかもしれませんので、最初に断っておきます。看護師は、医師のお手伝いをする仕事ではありません。いわゆる、「下働き」ではありません。というか、医療の世界には、基本的に「下働き」はいません。

あなたがたは、看護師というプロになります。

医療は、多くのプロによって支えられています。その仕事は大きく 3 つに分類することができます。**診断、治療、維持**です。

患者さんは、医療イコール治療であるととらえがちですが、じつは診断もとても大事です。これは、なんとなくおわかりでしょう。NHK のテレビ番組に「総合診療医 ドクター G」があります。あれは、診断という困難な作業をエンターテインメントにしたものですが、診断がいかに難しいか、どれだけ魅力的な分野であるかをわれわれに教えてくれます。診断、治療、維持は 3 本柱。どれが欠けても医療は成り立ちません。

最後の「維持」というのが少しわかりづらいですね。維持とは何か。手術前に入院してきた患者さんが、手術の当日まできちんと準備を

プロローグ

し、手術後には退院まで問題なく過ごせるように、維持する。投薬の指示が出た患者さんに、服用方法や注意点などを伝え、薬を飲み続ける生活をきちんと送り続けてもらう。ケガや病気で体の機能を失った人が、元の生活パターンを保てるように。消化管の機能が落ちた人が、できる限りで食事をとり続けられるように。寝返りをうてない人たちの背中に床ずれができないように。

　これらのケアを、私は、維持という言葉で表現しています。

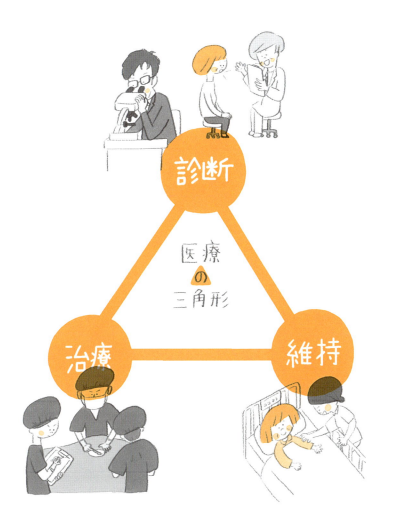

病気に名前を与え、重症度をはかるのが診断。病気を治そうとするのが治療。これらは医師や薬剤師、学者、基礎研究者が得意とするところです。一方、維持管理のスペシャリストは看護師だ。ほかの職業人は、誰もかなわない。

　あなたがたは、維持のスペシャリストになります。医師よりも維持には詳しいんです。「医師のお手伝い」では、ないんですよ。

　あなたがたは、これから数年かけて、あるいは一生、維持のしかたについてプロとして学び続けます。ただ、維持だけ学べばいいというものでも、ない。

　医療の三角形は、診断、治療、維持でできているわけです。だったら、診断や、治療についても、知っていたほうがいい。それに、じつは、看護師さんは維持だけではなく、診断も行うんです。

　バイタルサインという言葉を聞いたことがありますか？　体温、脈拍数、血圧、呼吸数、そして血中酸素飽和度などを指す言葉です。これらは、基本的には毎日のように測ります。患者さんが最初に病院にやってきたときに測って、それでおしまいというわけにはいかない。なぜでしょう。

　維持のスペシャリストとして、必要なことだからです。変化に気づかなければいけない。

　バイタルのほかにも、むくみが増えていないか、おなかが張ってはいないか、痛みが強くなっていると言っていないか。

　これらの変化に気づき、考え、維持のために行動を起こすのが、ナースのお仕事です。

　変化に気づくためには診断学が必要です。診断というと、胸が痛いと言って病院にやってきた患者さんを心筋梗塞と診断する、みたいな話ばかりが思い浮かびますが、毎日の変化に気づくことだって、立派な診断です。血圧上昇、浮腫の悪化、疼痛の増強、これらを見いだすのも診断です。

　診断には、病気を知ることが必要です。私は病理専門医という仕事をしていますが、病理とは「ヤマイのことわり」と書きます。普段は

顕微鏡とかツイッターとかで悪戦苦闘している私ですが、みなさんの前では、おもに、臨床診断学に関係のある、病気の理をお話ししようと思います。

　病理学の授業では、研修医カンファの知識がとても役に立ちました。臨床現場で行われる診断、さらには変化に気づくということ、これらはまさにカンファの内容そのものだったからです。研修医たちと一緒に学んだ知識を、私が日ごろ使っている病理学の知識や病理学の教科書とブレンドして、病気とは何なのか、そして、患者さんの痛みとは何に由来するのかを、講義でお話しています。

　この講義を、照林社の吉本さんが聴講してくださいました。吉本さんは、当時、看護学生向けの雑誌『プチナース』の編集者でした。

　吉本さんは、看護学生向けに私がアレンジした病理学の講義が、実際には「症候診断学」と呼ばれるものであることを見抜き、この本を書いたらどうかと提案してくださいました。

　この本は、当院の初期研修医たちと、それを支える多くの専門医の方々と、そして私とが、力を合わせて少しずつ組み上げてきた、「患者さんの痛みをどうアセスメントするか論」を元に書かれています。研修医カンファをベースに、看護の現場をめざす看護学生向けに私がアレンジした病理学、すなわち「痛みを知り、病気を探る学問」が、本書の中核を成しています。

　お礼を言わなければいけない方々が、いっぱいいるんですよね。

プロローグ　　　　　　　　　　　　　　　　　　i

1章　痛みを知り、痛みと戦うために　　1

1-1	痛みとは、症状とは	2
1-2	痛みの種類は、痛みの理由は	7
1-3	痛みを読み解こう、苦しみを読み解こう	10
1-4	ちょっとだけサイエンスしよう、ちょっとだけ専門家になろう	13

2章　腹痛　　21

2-1	腹痛のいろいろ：腹痛のあらわしかた	22
2-2	腹痛の分類：腹痛は何のせい？	23
2-3	まずは「疾病学」で腹痛を学んでみよう	25
2-4	疾病学で「疾病」をひもといてはみたけれど…	28
2-5	ここからは「症候学」で腹痛を学んでみよう	29
2-6	もっと聞きだそう！ここからは、「きっとマスカラ強いバタコの時間」	31
2-7	「きっとマスカラ強いバタコの時間」を使いこなそう	36

3章　胸部不快感・胸痛　59

- 3-1　胸部不快感のいろいろ：胸痛のあらわしかた　60
- 3-2　胸部不快感の分類：胸痛は何のせい？　62
- 3-3　心臓か、心臓以外か　63
- 3-4　マスト・ルールアウトと「サルも聴診器」　64
- 3-5　心臓が原因の胸部不快感はどういう感じ？　67
- 3-6　大血管が原因の胸部不快感はどういう感じ？　70
- 3-7　心膜や胸膜と関係する胸部不快感はどういう感じ？　71
- 3-8　肺が原因の胸部不快感はどういう感じ？　73
- 3-9　消化管が原因の胸部不快感はどういう感じ？　74
- 3-10　筋・骨格・神経が原因の胸部不快感はどういう感じ？　76
- 3-11　「症候学」で胸痛を学んでみよう　79
- 3-12　もっと聞きだそう！　ここからは、「きっとマスカラ強いバタコの時間」　81

4章　呼吸困難　　　　　　　　　　　　　　　87

- 4-1　命の危機を感じやすい呼吸困難　　　　　　88
- 4-2　呼吸って何？　呼吸に異常が生じるってどういうこと？　　89
- 4-3　呼吸困難を訴える患者さんに欠かせない検査データ　　99
- 4-4　正常な呼吸のしくみをみてみよう　　　101
- 4-5　呼吸困難の3つの異常を詳しくみてみよう　　104
- 4-6　呼吸困難を訴える場合のみかた　　　108

5章　発熱と高体温　　　　　　　　　　　121

- 5-1　「発熱」と「高体温」って同じじゃないの？　　122
- 5-2　体温調節のしくみ──人は自分で体温調節できる　　123
- 5-3　発熱──体が「上げようと思って」熱を上げているとき　　126
- 5-4　高体温──体が「上げたくないのに」熱が上がってしまっているとき　　130
- 5-5　発熱時、何をみるか？　　　132
- 5-6　感染症について　　　133

6章　めまい　139

6-1　めまいのいろいろ：めまいのあらわしかた　140

6-2　めまいの分類：めまいは何のせい？　145

6-3　めまいの「きっとマスカラ強いバタコの時間」　154

おまけのエピローグ　157

本書で紹介しているアセスメント方法などは、著者が臨床例をもとに展開しています。実践により得られた方法を普遍化すべく努力しておりますが、万一本書の記載内容によって不測の事故等が起こった場合、著者、出版社はその責を負いかねますことをご了承ください。

[装丁・本文デザイン] 山崎平太（ビーワークス）
[　　DTP　　] すずきひろし
[　本文イラスト　] 林ユミ

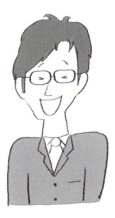

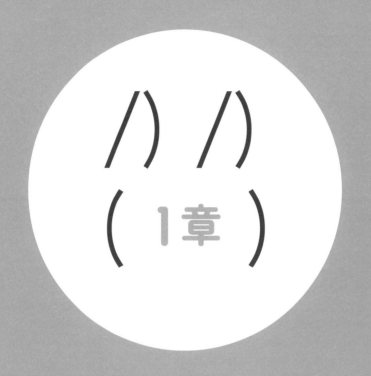

痛みを知り、痛みと戦うために

患者さんの症状を細かく読み解く前に。
まずは、「痛み」について考えてみましょう。
なぜ人間は痛みを感じるのか？ 痛みは役に立つのか？
痛みにはどんな種類があるのでしょうか？

(1-1)
痛みとは、症状とは

　人間のカラダというのは本当にうまくできているなあ、と思います。
　エネルギーが足りなくなったら「おなかがすいた」と感じてご飯が食べたくなる。ご飯を食べると「おなかいっぱい、もういらない」と感じて箸を置く。適度なタイミングでほどよい量の食事をとりたい私たちにとって、「リアルタイムで空腹や満腹を感じることができる」というのはすごく役に立ちます。
　もしも、体の「感じる力」が今よりちょっとだけ性能が弱くて、「胃の中がいっぱいになってから満腹感が襲ってくるまでに2時間くらいタイムラグがある」としたらどうなるでしょうか？　食べすぎて吐いてしまう人や、今よりずっと太ってしまう人が続出するでしょう。
　空腹センサー、満腹センサー。
　体が「エネルギーをとれ」と言う声、「エネルギーはもう十分だ」と言う声。
　センサーはとても大切です。すばやく、繊細に、体が今どのような状態であるかを感じてくれるものです。

　ざっくり言えば、生命というのは「センサー」のカタマリです。生命が生き続けていくため、昨日まで元気だった体を今日も明日も元気に保つためには、現状がどうであるかを正しく感じるセンサーが必要です。現状を把握できなければ、対処ができないからです。

「今、温かいぞ？　それも必要以上に熱い……。このままでは、熱中症になってしまう。冷やさなきゃ！」
「ノドが乾いたぞ。水を飲まないと乾いちゃう！」
「はあ、はあ、酸素が足りない、運動しすぎた。もっと酸素をくれ！」
「おしっこがたまりすぎだ、そろそろ出してくれ！」
「痛い！　何かあぶないものに触っているよ。離れなきゃ壊れちゃう！」

さまざまなセンサーがあります。

「眠い、寝なきゃ」
「明るい、まぶしい、目を閉じよう」
「くさい！　なんだこれ腐っているんじゃないかな、気持ち悪い」

これらのセンサーにはある共通点があります。それは、
「"センサー"が反応するとき、人はたいてい不快になる」
ということです。

　おなかがすいたまま、食事もとらずにずっと過ごしていると、なんだか落ち着かないです。機嫌も悪くなります。運動したあとに、ハァハァ呼吸しているのを少し止めてみると、顔が真っ赤になるほど苦しくなるでしょう。ヤケドするほど熱いものを手で持ち続けようとしても、熱いし、痛いし、普通は不可能です。
　普通の人にとって、不快すなわちイヤなことは避けたいものです。不快センサーが反応した状態を、なるべく回避しようとします。おなかがすいたら食べようと思う。熱ければ冷やそうと思う。冷たければ温めようと思う。何かが当たって痛ければ避けようと思う。人は、不快を避けようとすることで、体に襲いかかるリスクを避けて生き続けることができます。
　センサーが反応する。不快感、あるいは痛みを覚える。それによって、「危機」であることがわかる。体は自然とその危機を避ける……。

　ところが、不快な状態を、自分の力だけでは回避しきれない場合があります。
　何かというと、それが一般的な「病気」であり「ケガ」なのです。
　病気による痛み、不快感は一般に「症状」と呼ばれます。症状とは、人体にとって何かよくないことが起こっていることをセンサーが感じた結果、出てくるものです。

腹痛、頭痛、関節の痛み。胸の重苦しさ、吐き気。これらの症状はセンサーすなわち神経の反応そのものです。さらに、息切れとか咳、発熱、嘔吐といった症状は「不快センサーが刺激された結果出てくる、防御行動」です。
　これらの症状は、必ずしも人が自分だけで回避できるものではありません。
　腹痛を避けろ？　どうやって避けたらよいのでしょう。姿勢を変える、おなかを抱えて丸くなる、トイレに行く。よくなることもありますが、よくならないことだってあります。
　センサーが反応しても、すぐにはどうにかできない現象、自力では解決しきれない状態を、人は一般に「病気」と呼びます。
　熱いヤカンを触ったときに手を引っ込めることはできても、虫垂炎のときに自分で虫垂を取り外すことはできませんね。

　ですから、「医療」が存在します。
　医療とは、患者さんのセンサーが感じた不快をなだめ、あるいは不快の原因を取り除くために存在しています。

　「症状」と「病気」を考えるとき、私たち医療者は、つい「病気」に着目しがちだなあ、と思います。私たちは、よく、「病気の名前(疾患名)」で検索をします。病気の名前をスマホの検索欄に入力し、病気の名前で索引を引いて本を読みます。
　虫垂炎を例にとります。
　一般的に「もうちょう」と呼ばれている虫垂炎は、右下腹部の痛みで発症することで有名です。
　インターネットや教科書で虫垂炎を調べて出てくる情報は、虫垂炎という疾患の病態生理、どういう人に起こりやすいか、どういう経過をたどりやすいか、どのような症状が現れるか、どのように診察すればよいか、どう治療すればよいか……など、多岐にわたります。
　ただ、ここで気をつけなければいけないのは。

患者さんは、虫垂炎という病気ですよと「診断される」ために病院に来ているわけではない、ということです。患者さんは、自分の痛みを取ってほしい、苦しさから解放してほしいと思って、病院に来ているのですから。

　痛みの原因に虫垂炎という病名をつけよう、というのは、医療者側の論理であって、患者さんは「正しく診断してもらった！」という安心を求めて来院するわけではありません（もちろん、安心は無視できませんけれども……）。痛みを取ってほしいのです。苦しみから救ってほしいのです。

　「最初はおなかのまんなかあたりがじんわり痛かったんです。でも、だんだん、右下のほうが痛くなってきて、もうガマンができません。この痛み、なんとかしてください！」

　このような患者さんの思いに対して、虫垂炎という「病気」を勉強するだけでは、患者さんに寄り添うことができないのではないかと、私は考えます。

　あっ、この患者さんはおなかを痛がっている。「腹痛」だ。腹痛はなぜ起こる？　押したら痛いのかな？　押した手を離したら痛がっているぞ？　なぜ、押した手を離しても痛がるのだろう？　場所は確かに右下腹部だ。虫垂炎かな？　中年の女性だ、虫垂炎だけ考えればいいだろうか？　この場所が痛くなる、他の病気はないか？

　これらをきちんと考えるために、==「病気」の名前からアプローチするのではなく、「症状」からアプローチするやりかた==があります。痛みや苦しみのメカニズムをしっかり考えて、原因が頭のなかに思い浮かぶようにするのです。

　このやりかたを症候論、あるいは症候学といいます。

　症候学は、「痛みとは、苦しみとは、症状とは何か」を学ぶ学問です。腹痛とは、何のためのセンサーなのか。腹痛には、どのような種

類があるのか。腹痛のメカニズム、原因や分類、患者さんがこんな腹痛を訴えたら要注意だというポイント、腹痛がみられたときの基本的な対応、腹痛がよくみられる疾患について。

　症候学とは、診断学の１つです。
　みなさんのなかには、「診断は医師の仕事でしょう、医師以外の医療者にとっては、診断学は必要ないのではないか」と思っている方も、いらっしゃるかもしれません。

　看護師や臨床検査技師、診療放射線技師、理学療法士など、医療者はみな、さまざまな診断学を身につけ、診断に携わっています。
　すでに医師によって診断が下され、病棟で維持管理されている患者さんに起こった、じわじわとした、気づきづらい、毎日会っている看護師だからこそわかる、微妙な「新しい症状」。患者さんの変化に気づいて、適切な処置を下すことは、医師だけの専売特許ではありません。むしろ、慢性管理中の患者さんに起こる変化を診断する行為は、医師以外の医療者がより日常的に経験することではないでしょうか。

　患者さんの苦しみに向き合い、苦しみの理由を探すこと。
　それが医療の目的です。「病気」の勉強も大切ですが、目的を達成するためには「症状」を勉強するのも役に立つのです。この本は、症状を学ぶための本です。
　さあ、目的を達成しに行きましょう。まず、痛みにはどのような種類があるのかを学ぶことにします。

痛みの種類は、痛みの理由は

　痛みを感じるシステムというのは非常によくできています。痛いのはつらいですから、「痛みはすごいなあ、ありがたいなあ」なんて思っている人は少ないでしょうが、ちょっと考えると、痛みというシステムの精巧さがわかってきます。

　割り箸を割ったら、指先にトゲが刺さってしまいました。「痛っ！」となったときの、その場所の正確さが、まずすごいですね。右手の中指にトゲが刺さって、人差し指が痛むことはありません。当たり前です。当たり前ですけれど、よくできています。さらに言えば、右手の中指の腹の部分、爪とフシの間、ややフシ寄り……というようなミリ単位の場所が、ピンポイントで痛みます。このミリ単位の仕事、よく考えると、すごいと思いませんか？

　この精度の高さは何の役に立つのでしょう。外部から襲ってきた物理刺激に対し、払いのけたり指で取り除いたりするためには、「痛みの原因がある正確な場所」を知らなければいけないわけです。もしトゲが刺さったところと違った場所が痛くなったら、トゲを見つけることができないので、すぐに取り除くことができません。

　太古の昔、人間は割り箸なんか使っていなかったでしょうから、指先に割り箸のトゲが刺さる心配はなかったでしょうが、蜂に刺されたとかダニに咬まれたときに、虫を払いのけて針を抜く必要ならばあったはずです。蚊が止まったとき、蚊が刺す前に叩きつぶす必要があったはずです（こちらは正確には痛覚ではなく触覚の話ですが……）。腕に止まった蚊を探すとき、痛みの場所がミリ単位ずれただけでも、蚊を見つけることはなかなか難しいでしょう。1秒遅れたら刺されます。蚊は病気をもっているかもしれません。刺されたらマラリアにかかるかもしれません。のんびりしていたら、ダメなのです。優れたセンサーをもっていないと、長い年月の中で人間が生き残る確率が、それだけ少なくなったに違いありません。

体の表面にかかる負担・刺激に対するセンサーは「場所」が肝心だということです。

　体の表面で感じる痛みのことを、==体性痛==といいます。体性痛は、==痛みの場所を指で指し示すことができる、場所を表すことに優れた痛み==です。
　皮膚、筋肉(横紋筋)、骨、腹膜(おなかの内側の壁)。このあたりが体性痛センサーをもっています。普段はあまり言及されませんが、「血管の痛み」も体性痛に属します。切り傷、打ち身だけではなく、体の表面に炎症が起こった場合や、腹膜がなんらかの原因で炎症を起こした場合、血管が裂けたり詰まったりした場合にも、体性痛が発生し、痛みの場所を指で指し示すことができます。

　体性痛とわざわざ名前をつけたからには、体性痛ではない痛みというものも存在します。それが、==内臓痛==です。
　「わかりますよ。内臓が痛むんでしょう」
　そのとおりです。では、内臓痛の特徴とは何でしょう。ここまでの流れで、なんとなく予想がつくかもしれませんが、順序立てて考えて、しっかり覚えましょう。すべての「痛み診断学」の基本がここにあります。
　内臓痛の特徴は、==痛い場所を指で指し示すことができないこと==です。
　胃とか腸などの臓器に内腔側(食べ物が通る場所の側)からキズがついたとき、われわれは、それなりに痛みを感じます。ただし、胃炎とか腸炎のような内腔側の痛みは、ピンポイントで場所を指し示すことができません。
　もっと言うと、人間にとって、胃や腸の内腔側から起こる痛みは、ピンポイントで場所を指し示す必要がないのです。
　なぜかわかりますか？
　胃や腸の中は、目で見られませんし、痛みの原因がそこにあっても、手で取り除けません。場所を正確に示したところで、見られない

し、手が届かない。つまり、対処できない。だったら、正確な場所を知る必要がないということです。

　内臓痛は、痛みの原因となる場所をはっきり教えてくれません。正中(体のまんなか)に、ぼんやりと、手のひらでだいたいこのあたりという感じで、ずしんと、じんわりと、遠い痛みとして感じます。重苦しさや鈍痛として。

　内臓痛センサーは、原始的な痛みです。なんとなく、痛みの存在だけは感じられるものの、詳しい場所が特定できない。

　体性痛と内臓痛を分けて考えることには何の意味があるのでしょう？　じつは、痛みの原因、すなわち病気が、どこにあるか、どの場所に影響を及ぼしているかを推測するうえで、非常に役に立ちます。

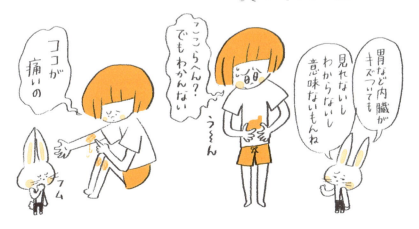

(1-3)

痛みを読み解こう、苦しみを読み解こう

　ある患者さんの訴えを、読み解いてみます。例えばこういう人がいたとします。

　「最初、おなかのまんなかから始まったじんわりとした痛み。それが、時間の経過とともに右の下腹部に移動し、次第に強くなってきた」

　この表現を、体性痛・内臓痛という分類を使って考えてみましょう。

「最初、おなかのまんなかから始まったじんわりとした痛み」

　もっと詳しく、患者さんに尋ねてみましょう。もっと具体的に、どのあたりが痛かったですか？　指で指し示すことができますか？　指で指し示せないならば、手のひらでなんとなくこのあたり、という感じですか？

「えっ……なんとなく……おなか……ぼんやりと……（手でおへそのあたりを押さえながら）」

　これは、典型的な内臓痛です。内臓痛は、場所があてにならない。おへそのあたりを押さえているといっても、そこに原因があるとは限りません。胃かもしれない、腸かもしれない。なんなら胆石とか心臓の痛みかもしれないんです！　「おなかが痛いのに、心臓の痛み？」。これについては、またあとでじっくりと触れましょう。

　この患者さんは、

「痛みが時間の経過とともに右の下腹部に移動し、次第に強くなった」

　ともおっしゃっています。時間が経ったら、特定の場所が痛いと示せるようになった、ということです。

　これは、「内臓痛に引き続いて、体性痛が現れた」のではないかと

1章 ▶ 痛みを知り、痛みと戦うために

いう、重大なヒントです。患者さんの症状、患者さんの訴えには、患者さんの体の中で何が起きているのかを探るヒントが隠されています。

体性痛というのは、どこの痛みでしたか？ 皮膚、筋肉、骨、おなかの壁、血管などでしたね。内臓の中側だけがじわじわ痛んでいた状態では、内臓痛により体のまんなかがなんとなく痛かったのですが、痛みの原因がおなかの壁など、体性痛センサーのある場所に広がってしまうと、途端に体性痛が出現します。

内臓痛に引き続いて起こる体性痛というのは、まずいサインです。炎症が臓器にとどまらず、おなかの壁にまで及んでいるということを指しますので、炎症により元の臓器がぼろぼろになってしまっている可能性が高い。内臓痛が体性痛に切り替わったサインは、きっちりと評価しなければいけません。

おなかを押しましょう。

押したら痛みました！ 「圧痛（あっつう）」といいます。押した場所に炎症を起こしているとか、腫れ上がっているなど、さまざまな原因で痛みが出ます。

次に、押した手を離しましょう。

手を離したときのほうが、なお痛がっています！ 「反跳痛（はんちょうつう）」といいます。有名ですね。

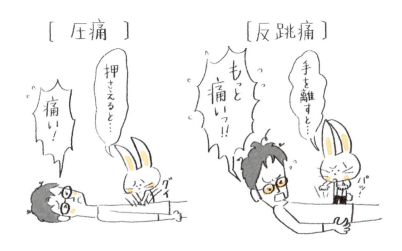

腹膜は、もともと、トランポリンみたいな硬さがあります。おなかの中身をしっかり包む膜です。ここに炎症が及んでいるとき、おなかを表面から押して離すと、トランポリンがぼよんぼよん揺れます。炎症が起こっているところに「揺れ」が加わると、痛みが出ます。腹膜の痛みは、「ぼんやり内臓痛」ではなく「しっかり体性痛」として起こります。==反跳痛は、炎症が腹膜に及んでいるサイン==として、非常に大切です。

　患者さんの「痛いという訴え」から、私たちは、病気の名前だけでなく、病気がどれくらい進んでいるか、病気がどれだけの悪影響を体に及ぼしているかをアセスメントしていくのです。

1章 ▶ 痛みを知り、痛みと戦うために

(1-4) ちょっとだけサイエンスしよう、ちょっとだけ専門家になろう

　痛みを体性痛と内臓痛に分けると、患者さんに起こっている痛みの原因を想像することができるようになります。痛みや苦しみを読み解くことができます。

　そこでさらにもう一歩、痛みを科学的に考えてみましょう。でも、そんなに難しく考える必要はありません。

　痛みの原因、何を痛みとして感じているのかというのは、じつは以下に挙げる3種類プラスアルファしかありません！

(1) 炎症が起こっている
(2) 引っ張られたり、圧迫されたりしている
(3) 異常に熱い、もしくは冷たい

プラスアルファ：痛みを伝える神経のどこかに異常がある

　たったこれだけなのです。順番にみていきましょう。

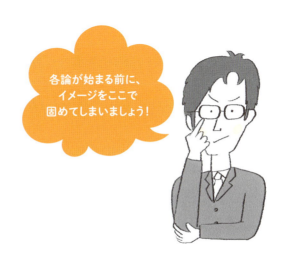

各論が始まる前に、イメージをここで固めてしまいましょう！

(1) 炎症による痛み

炎症というのは、ケガをしたり、細菌に攻撃されたりした場合に、体が悪い物を追い出そうとして起こる反応のことです。炎症が起こっている場所では、血流が盛んになって、好中球やリンパ球のような細胞が集まり、悪者を攻撃します。加えて、血管から、発痛物質と呼ばれるものがまき散らされます。この発痛物質が、そこらじゅうにある神経に触れることで、痛みが現れます。

「攻撃だけしてくれればいいのに、なぜわざわざ痛みの原因物質なんか放出するんだ！」

まったくおっしゃるとおり。でも、生命が生きていくうえでは、センサーをはたらかせることが大切なのです。センサーできちんと警告をすることで、人間は危険を回避できるのです。

炎症による痛みに対しては、発痛物質が出ないようにする薬や、発痛物質が出ても、神経がそれを感じられなくなる薬などが効きます。これが一般的な鎮痛薬(飲み薬、湿布など)であります。

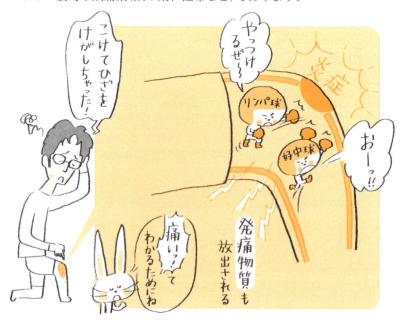

(2) 伸展・圧迫による痛み

　皮膚を爪で強く押したり、つねったりすると痛みを感じます。これは発痛物質による痛みではなく、「神経が直接引っ張られたり押されたりすると痛む」のです。

　これは意外と重要です。誰かにつねられて痛いときに、市販の鎮痛薬を飲みますか？ 「いいから早く離してくれ！」となります。コントをやっていて頭にタライが落ちてくる直前に湿布を貼っておけば、タライが落ちてきても痛くない？　そんなことはなくて普通にゴツンと痛みます。心もちょっとだけ傷みます。

　伸展・圧迫のような物理刺激に対する痛みは、何よりもまずその物理刺激を取り除くことが痛みを取り除くうえで重要となります。もっとも、炎症による痛みと同時に起こることも多いのですが。

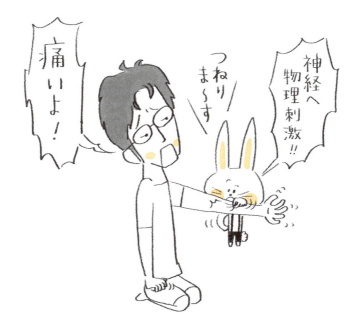

(3) 異常な高温・低温による痛み

　氷をずっとつかんでいると痛くなるでしょう？　熱いフライパンにじかに触ったら、熱いだけではなくなんだか痛いですよね。なんとなく想像つきます。ソレがコレです。痛みの原因として大切。

　ただし……。病気による体温変化そのものが、痛みの原因になることはまずありません。例えば、感染症で40℃くらいの高熱が出ているときに、体のふしぶしが痛むのは、炎症や、血管拡張に伴う圧迫などによるのであって、異常高温による痛みとは異なります。

　ということで、痛みの原因(3)についてはさらっと通り過ぎましょう。

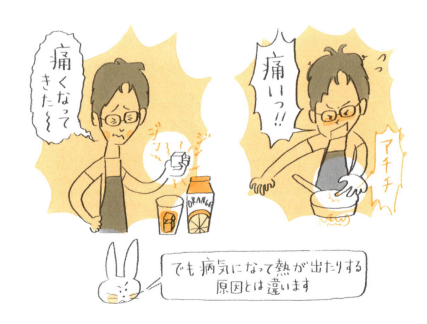

(その他)痛みを伝える神経の異常による痛み

　これは、少々やっかいです。「センサーが誤作動している状態」にあたります。発痛物質も出ていなければ、伸展・圧迫刺激をきたすようなモノもない。ですから、普通の鎮痛薬は効きませんし、取り除くべき病変も目に見えません。その代わり、センサーを鎮める薬という特殊な治療が効く場合があります。

　センサー＝神経は、非常に複雑なメカニズムではたらいています。このメカニズムをきっちり勉強しないと、なかなか痛みの原因や治療法が理解できません。みなさんもきっと「神経生理」という言葉を見るだけで「うわっ、難しそう……」と思いますよね？　私もそうです。

　でも、この本では、勉強するのがめんどくさそうな、難しそうなところについても、なるべく逃げずに立ち向かっていきましょう。なるべく難しくないように書きますのでね。

　痛みの原因を掘り下げると、どんな痛みも結局、上記の3つプラスアルファのどこかに分類される(熱い冷たいをスルーすれば、プラスアルファまで含めても3つしかない！)のです。

　なぜこんな分類をしなければならないのか？

　結局原因はどうあれ、痛いことに変わりはないのだから、分類なんかせずにさっさと治療すればいいのでは？　痛み止めを使えばいいんでしょう？

　いえいえ、この分類は非常に大切です。痛みの原因によって、治療法が異なるからです。

　これまで書いてきたように、一般的な鎮痛薬は「炎症を抑える薬」ですから、伸展・圧迫や神経性の痛みにはあまり効きません。

　「○○だから、効かない」という治療を、効かない理由もわからずに、知ろうともせずに、漫然と続けるような医療があったら、大問題です。

患者さんが「この薬、効かないなあ……もうそういう病気だからしかたないのかな……」と思いながら、毎日病気の痛みと戦うというのは、重大な不幸です。患者さんの体に何が起こっているのかを見きわめて、より効く治療に切り替えていくことこそが、誠実な医療です。

　痛みをサイエンスするというのは、患者さんの痛みや苦しみにかしこく向き合い、知的に対処するために、とても役に立ちます。先にお話しした体性痛と内臓痛を区別することで、痛みの原因がある場所を推測します。そして、炎症による痛みなのか、伸展・圧迫による痛みなのか、はたまた神経性の痛みなのかを区別することで、痛みの原因そのものを推測し、対処や治療を選びます。
　どうです？　なんとかなりそうじゃないですか。痛みの勉強、できそうな気がしませんか。

　総論はここまでです。そう、まだ総論だったのです。痛みをはじめとする患者さんの訴えを丹念に聞き取り、時には見て、触って、押して（そして離して）、私たちは診断をします。病気の名前を覚えるのも大切ですが、この本では「痛み、苦しみのメカニズム」を学びましょう。その痛みがどうして起こるのか、裏で何が起こっているのかを、きちんと理解しましょう。
　症候から病気がみえるようになり、患者さんと一緒に病気と戦うために。
　腹痛から順番に、痛み、苦しみを学んでいくことにします。

COLUMN

 症候診断学と病理診断学

　この教科書は、医療の3本柱のうち、多くの医療関係者に身につけていただきたい「診断」について書いた本です。診断のなかでも特に、患者さんの痛みにフィーチャーし、症候からアプローチする「症候診断学」をテーマにしています。

　ただし、本来の私の専門は、症候診断学ではありません。私の職業は病理専門医といい、「病理診断学」という一般には聞き慣れない診断学を最も得意としています。

　病理診断学とは、ざっくり説明するなら、「顕微鏡を用いて細胞を見て、その顔つきや配列、周囲の細胞との関係を評価し、がんをはじめとする多くの病気の根本に迫る学問」です。多くの手術が行われる病院では、日々患者さんから摘出されてくる臓器が、すべて病理医のいる病理診断科に送られます。臓器は、胃まるごとのように大きいものもあれば、胃カメラの先でつまんで採ってくる、小指の爪の先よりも小さなものもあります。これらを肉眼で検討し、さらに顕微鏡を用いて細かく観察して、患者さんの病気に名前をつけ、病気がどれくらい進行しているかを分類します。これが病理診断です。

　この本を通じてこれからみなさんと一緒に学んでいく症候診断学は、患者さんとコミュニケーションをとり、痛みを感じている場所、性状、時間経過などを情報収集して、痛みの正体を暴き出します。一方、病理診断学は、患者さん本人とコミュニケーションはとらず、直接臓器を観察して行います。同じ「診断学」という名前がついていても、ずいぶん違う仕事にみえます。病理医のことを、「コミュニケーションする必要がない医者」と考えている方も時折いらっしゃいます。

　けれども、私は、病理診断学にもコミュニケーションが必要な場面があると感じることがあります。患者さんから検体を採ってくる外科医や内科医ときちんとコミュニケーションをすることで、患者

さんの情報を共有することが、診断をずいぶんラクにします。

　細胞の診断というのは不思議なもので、細胞だけを見ていても正しい診断にたどり着けません。例えばがんの診断においては、患者さんのどこにがんが存在するのか、患者さんにはどのような症状が現れているのか、血液データではどんな異常があるのかを事細かに情報収集しておかないと、顕微鏡だけ覗いていても正しい診断はできません。特に、発生した臓器がわからないがん（原発不明がん）の診断においては、顕微鏡でみる細胞像以上に、臨床の医療者が集めたさまざまな情報がヒントをくれます。

　私は、病理診断学を学ぶうえで、自然と「病理以外の診断学」にも興味をもつようになりました。血液データから診断を行う臨床検査学。CTやMRI、超音波、内視鏡などを用いる画像診断学。それぞれ、患者さんの苦しみを違う角度からひもとこうとするやりかたです。そして、すべての診断の根本にあるのが、患者さんの「痛い」「苦しい」という訴えから治療や維持の方向性を決める症候診断学だと思っています。

　どの診断学にも共通して言えることは、コミュニケーションの重要性です。必ずしも患者さんとだけコミュニケーションをとればいいわけではなく、医療者同士のコミュニケーションも大切です。この本を通じて、いつもは会話する機会もないであろう「病理医」とコミュニケーションをとるつもりになっていただければうれしいですし、症候診断学について何か新しい気づきを得ていただければなあ、と期待しています。

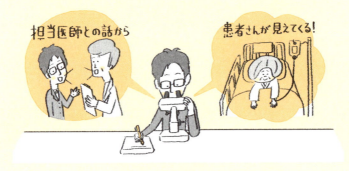

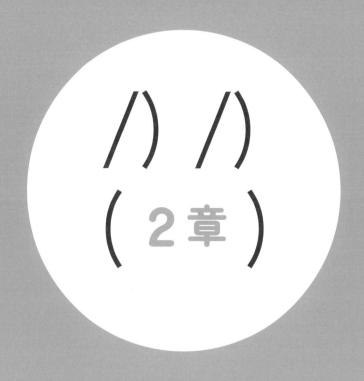

腹痛

各論は腹痛からスタートします。
患者さんがご自身の言葉で「痛い」「具合が悪い」と言うのを、プロの目で解析しましょう。
「きっとマスカラ強いバタコの時間」がキーフレーズです。

腹痛のいろいろ：腹痛のあらわしかた

　各論のスタートです。一番最初に考えるのは「腹痛」にしましょう。おなかの痛みはポピュラーです。おなかが痛くなったことのない人というのは、世の中にいるんでしょうかね？
　最近お通じがよくなくて、ときどきおなかが痛む。
　学校でミニマラソンをやった。脇腹が痛い。
　生理痛。がまんはできるけど、重苦しい。
　これら全部、腹痛です。

　腹痛に限らず、症状にはいろいろな種類というかバリエーションがあります。おなかが痛いとき、どんな病気を考えるか、と聞かれたら、「腹痛の性状によって考える病気の種類がそれぞれ異なる」と答えます。

「きりきりと刺し込むように痛い」
「ずーんと重苦しく痛い」
「のたうち回るような痛さ」
「痛くてじっとしている、動くとよけいに痛い」
「ずきんずきん」
「しくしく」

　痛がっている患者さんの言葉、表現は、千差万別です。そんな患者さんの訴えを、どう医学的に解釈しましょうか。

腹痛の分類：腹痛は何のせい？

　まずは腹痛を分類してみましょう。分類というものは、やりすぎるとかえって覚えにくくなってしまうものですが、ある程度の分類を行うと、理解しやすくなります。

　どのような分類がいいでしょう？　よく用いられるのは、原因臓器による分類です。胃のせいだ、胆嚢のせいだ、虫垂のせいだ、と分けていくやりかたです。私たちは、もっと広くざっくりと分けてしまいましょう。

　おなかが痛いとき、その原因としては以下が考えられます。

- おなかの壁に炎症が起こって痛い
- おなかの壁が引っ張られて痛い
- 管が詰まったり、引き延ばされたり、ねじれたりして痛い
- 血管が痛い
- 臓器に炎症が起こって痛い
- 神経の病気で痛い
- 代謝の病気(全身病)のせいでなぜか痛い
- 胸の病気なのにおなかが痛い

　多いですね。多すぎて頭に入ってきません。もっと簡単にしましょう。そのために必要なのは、「痛みの基礎知識」です。総論を思い出しましょう。「体性痛と内臓痛」で場所を、「炎症？　伸展や圧迫？　神経？？」で原因を推測するのです。

腹痛の種類を場所と原因で分けてみると…

おなかの壁に炎症が起こって痛い	体性痛	＋炎症
おなかの壁が引っ張られて痛い	体性痛	＋伸展・圧迫
管が詰まったり、引き延ばされたり、ねじれたりして痛い	体性痛・内臓痛	＋伸展・圧迫
血管が痛い	体性痛（血管痛）	＋伸展・圧迫（のことが多い）
臓器に炎症が起こって痛い	内臓痛	＋炎症
神経の病気で痛い	体性痛・内臓痛	＋神経
代謝の病気（全身病）のせいでなぜか痛い	内臓痛	＋炎症（のことが多い）
胸の病気なのにおなかが痛い	関連痛／放散痛	＋神経

　なんとなく見えてきますか？　でも、まだ本腰を入れて読み込まなくていいです。今から、少し特殊な方法で解説を始めます。そして、解説が終わったあと、もう一度今の分類に戻ると「あっ、そうか」となっていたらいいなと思います。

まずは「疾病学」で腹痛を学んでみよう

1つ、実例を挙げます。
生理痛です。
ある意味、女性にとって最も一般的な腹痛ですね。

　生理痛(月経痛)は、子宮が収縮することによる痛みです。子宮は赤ちゃんのベッドとなる臓器ですが、月に一度の排卵日までに「シーツ」にあたる内膜をふかふかに整え(増殖期)、排卵後には受精卵が気持ちよく過ごすためにシーツを潤わせる(分泌期)、というサイクルをもっています。サイクルの最中に着床が起こらなかったときには、「また来月の排卵・着床に備えてシーツを敷き直そう」ということで、シーツをはがして体外に廃棄します(月経)。このとき、古くなったシーツが血液と一緒に出て行くのが、月経時出血です。古くなったシーツを押し出すために子宮が収縮することで、痛みが生じます。

　子宮が内膜を押し出そうと収縮すると、子宮につながっている靱帯が引っ張られ、靱帯のつながっているおなかの壁が引っ張られます。このため、「おなかの壁全体が、内側に引っ張られるような鈍痛」として知覚されます。
　以上のことがイメージできていると、生理痛という訴えが理解しやすくなります。

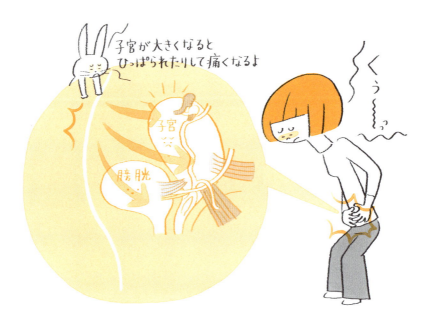

　子宮に子宮筋腫などが存在したり、子宮腺筋症と呼ばれる病態により子宮そのものが大きくなってしまうと、靭帯やおなかの壁に伝わるテンション(緊張)が変わるために、痛みが強くなります。子宮内膜症によって、靭帯が線維化を起こし硬くなると、やはりテンションが強くなってしまい、痛みが強くなることがあります。通常よりも強い痛みを呈する生理痛を、月経困難症と呼び、治療の対象となります。

　がまんできないほどの生理痛には、ほぼ必ず何かの病態が隠れています。このとき、痛み止め(一般的な鎮痛薬)が効く場合と、効かない場合があります。発痛物質を抑え込む薬や、神経が痛みを感じづらくなるような薬が効くこともある一方、引っ張る力が強くなっている原因(子宮筋腫や子宮腺筋症、子宮内膜症など)を取り除かないとなかなか痛みを抑え込めない場合もあります。

　さらに詳しく、患者さんの痛みの訴えかたに着目しましょう。患者さんはおなかがどのように痛いのでしょうか？　じっくり話を聞いてみます。

「重苦しい痛み」は、おなか全体が内側に牽引されることで生じる痛みの性状です。腹壁の痛みは体性痛ですが、靱帯によって引っ張られる痛みは、炎症に伴う発痛物質の痛みよりも、鈍（どん）な感じとされます。おなかの壁の一部がピンポイントで刺激される、虫垂炎由来の腹膜炎に比べると、痛みの種類が異なります。

　痛くなる場所も違います。子宮を支える靱帯は6本もあり、6本によっておなかのあちこちが引っ張られるため、具体的にどこが痛いわけではなく下腹部が全体的に重い、という訴えかたになります。姿勢を変えることでよくなることがなくもないですが、なにせ支えるものが6本もありますので、たいていおなかのどこか数か所にはテンションがかかってしまいますし、姿勢によりよくなるかどうかは、場合によりけりです。

　子宮は常に収縮しているわけではなく、断続的に収縮しますので、痛みには波があります。ずっと同じように痛いわけではないのです。
　おなかを押したら、痛みが増すでしょうか？　子宮を直接押すと、今まさに収縮しようとしている子宮をさらに押すことになりますので、靱帯の牽引が強くなり痛みが増すかもしれません。ただ、子宮を避けておなかを押せば、あまり痛みは感じないでしょう。

　排尿・排便との関係はどうでしょうか？　子宮の収縮自体は膀胱や直腸とは関係がありませんので、排尿・排便したからといっておなかの痛みにはあまり影響しません。もちろん、膀胱も直腸も子宮のそばに存在する臓器ですので、膀胱や直腸の動きが子宮に伝わるようだと、間接的に生理痛が悪化することはあります。けれども、一般的な病態ではないです。

(2-4)

疾病学で「疾病」をひもといてはみたけれど…

さて。

今までやってきたような、生理痛を丹念にひもとく作業は、「そうか！　なるほど！　それでか！」という納得をもたらしてくれると思います。

すべての病気に対してこのような解説をしていけば、きっとどんな病気の痛みもわかるでしょう……。

けれど、この勉強方法は、じつはものすごく大変です。今まで延々と生理痛を解説してきましたけれど、このペースで虫垂炎や胆石症、大動脈解離、帯状疱疹などを次々に解説していこうとすると、おそらく、何ページあっても足りません。病気というのは本当に、無数に存在します。第一、細かくて、難しいですよね。一度読んだだけでは、頭が知識でパンクしてしまいます（6本の靱帯の話、まだイメージできていますか？）。

まるで受験勉強をしているみたいな気分です。

ある病気に対して、一つひとつ、何が起こっているか、どんな症状が現れるかを調べていくやりかたは、疾病学（病気の学問）という勉強方法です。

疾病学を勉強することは大切です。いつか、必ず通らなければいけない道ではあります。しかし、私がこの本でお話ししたいのは疾病学ではありません。症候学（症状の学問）といいます。病気の名前から考えるのではなく、症状・症候から考えていこうというやりかたです。

生理痛の話が終わったら、次は虫垂炎の話、と個別に病気を解説することは、この本ではやりません。そういう教科書は他にもたくさんあります。インターネットで検索してもいっぱい出てきます。

私たちはこれから、疾病をしらみつぶしに勉強するのではなく、「腹痛」という共通点から出発して、痛みをどのように考えていったらよいかを、ていねいに追っていきます。

私が本当に書きたい内容は、ここからです。

(2-5)

ここからは「症候学」で腹痛を学んでみよう

患者さん自身の診断はとても大切なヒント

　患者さんが、腹痛がつらくて病院に来るとき、患者さん自身もその腹痛を解釈しています。例えば、「生理痛がつらいんです」のように。

　この場合、患者さんは、すでに自分の症状を「診断」していることになります。

　しかし、その診断は本当に正しいのでしょうか。見逃してはいけない病気、患者さんが思いもよらない病気などが隠れていることはないでしょうか。

　医療者はきちんと診断を行わなければいけません。患者さん自身がどう思っているかではなく、きちんとプロとして診断をつけなければいけませんよね。

　……では、患者さん自身の診断を、素人考えだといって却下してしまってよいか。

　いいえ、患者さん自身がどう思っているか、というのは、多くのヒントを含んでいる、とても大切な情報なのです。

　患者さん自身の訴えをきちんと聞き、患者さんがそれにどんな感想をもっているかを把握する。

　これが、症候診断で一番最初にするべきことだと思います。

　患者さんが自分の症状を解釈する「理由」がどこかにあります。
それはたいてい、

- どういうきっかけで痛みが出てくるのか
- 今まで同様の痛みを経験したことがあるか

といった、痛みの始まりかた・タイミングと関連しています。

「月に一度、月経の出血とともに痛くなるから、生理痛ですよね」

「便秘ぎみで1週間もお通じがないんです。ときどきおなかが痛くなるのは、便秘じゃないかと思っています」

　これらは、患者さん自身による、立派な診断です。実際、患者さんの言うとおり、生理痛や便秘による腹痛である可能性は高いと思います。

　一方で、「患者さんが生理痛だと思っているけれど、じつは裏に病気が隠れている強い腹痛」や、「患者さんが便秘だと思っているけれど、そもそも便秘じゃない別の病気による腹痛」だったらどうしましょう。本当の病気を見逃してはいけません。

　患者さんの訴えを真摯に受け止めながら、同時にプロとしての目・耳で情報収集を行うのです。

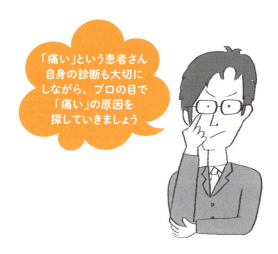

「痛い」という患者さん自身の診断も大切にしながら、プロの目で「痛い」の原因を探していきましょう

もっと聞きだそう！　ここからは、「きっとマスカラ強いバタコの時間」

　患者さんの痛み、訴えをじっくり聞くことは、すべての診断の基本です。時にドラマや小説などで、「現場の医療者は時間がないから、患者さんの訴えを十分に聞けない」という描写を見ることがありますが、患者さんの訴えを細かく掘り下げて聞くことは、どんな血液検査・画像検査よりも患者さんの痛みを鋭く説明してくれるものです。

　でも、じっくり聞けと言われても、どのような項目を聞くかある程度整理しておかないと、患者さんもうまく説明できませんし、こちらもうまく聞けません。いくつかのポイントを覚えましょう。

　「O、P、Q、R、S、T」と呼ばれる、痛みの情報収集の基本があります。

O　onset（オンセット）
痛みが現れたとき、どういう状況だったか

P　palliative , provocative（パリエイティブ、プロボケイティブ）
どういうときによくなったり、悪くなったりするか

Q　quality , quantity（クオリティ、クオンティティ）
症状のひどさ・強さ

R　region , radiation（リージョン、ラディエイション）
部位、どこに痛みが広がるか・放散するか

S　symptom（シンプトム）
随伴症状

T　time course（タイムコース）
時間による痛みの変化

これは非常に大切なので、医学生や研修医は必死で覚えます。ただし……。私は医師15年目になりますが、いつまで経ってもこの略称が覚えきれません。日本語訳も、ぱっとは出てきません。単語が難しいんですよね。日ごろあまり使わない言葉が交じっていますし。
　そこで、代わりにこのように覚えています。

O　きっかけ ➡ （きっ）
P　増悪・寛解因子 ➡ （増す・か）
Q　強さ ➡ （強）
R　場所や広がり ➡ （場）
S　他の症状 ➡ （他）
T　時間による変化 ➡ （時間）

　以上をまとめて、「きっとマスカラ強いバタコの時間」。

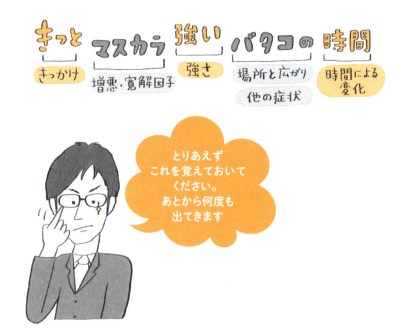

実際に患者さんの訴えを聞いてみよう！

　患者さんがおなかの痛みを訴えています。まずは聞きましょう、1分間じっくりと、言葉を挟まずに。患者さん自身の訴えをニュアンスごと受け止めましょう。「どうなさいましたか？」

- 42歳、男性。
- おなかが痛くてがまんできない。
- 黙っていても痛い。
- つらく苦しい。今までこんなことはなかった。

　さあ、じっくり聞いてみましょう。まずはきっかけです。「いつから痛みますか？　何かをしていたときですか？」

「特にきっかけは思い出せない」

　食事とか、外傷などの、きっかけはよくわからないようです。では、増悪・寛解因子です。「痛みが強くなったり弱くなったりすることはありますか？」

「食べたり排便したりすると少し楽になったり、逆に強くなったりする気はする。しかし、よくわからない」

　なるほど、わからないけれど食べ物が通ると少し痛みが変わるかもしれない、では胃腸に関係があるのかも……。強さはどうでしょう。「今までこんなことはなかった、とおっしゃいましたね。痛くてがまんできないくらいですか？」

「そう。痛くてがまんできない。歩けなかった」

歩けないというのは？　歩くと響きますか？

「歩くと響く。動いても響く感じがする」

　これはつまり、体の揺れ、筋肉の動きが「痛みの原因場所」に刺激を与えているということです。ちょっといやな感じ、重篤かもしれない予感がします。

　歩くと響く、というのは、「増悪因子：痛みが悪くなる因子」です。でも質問の2番目のときに、増悪・寛解因子を聞き出そうとして尋ねたとき（「痛みが強くなったり弱くなったりすることはありますか？」）は、患者さんは歩行についてはしゃべってくれませんでしたね。

　ここは注意が必要です。患者さんは痛みと歩行とを結びつけて考えていなかったわけです。こういうことは、とてもよく経験されます。医療者が患者さんに何かを尋ねようと思っても、患者さん自身が「関係ないから言わなくていいや」と判断してしまうことがあります。そして、患者さんが言わなくていいと判断した、あるいは気づきもしなかった情報のなかに、診断の大切なヒントが隠れていたりするものです。患者さんにじっくりと時間をかけて話を聞くことは、医療者が聞いておきたかった話を、あぶり出すことにもつながります。

　このあたりで、「腸が炎症を起こして、その炎症がおなかの壁にまで及んでいるのではないか？」ということを、もやっと考え始めます。頻度として高いのは、虫垂炎や憩室炎です。また、おなかの痛みの原因は腸以外にもあります。胆嚢とか、膵臓とか。女性であれば子宮、卵巣かも。神経かも。血管かもしれない。
　さあ、どの臓器に原因があるんでしょうか。場所を聞いてみましょ

う。「痛むのはどのあたりですか？　手で"このあたり"と示してみてください」

「今は右の下のほうが痛い……」

ううむ、「今は」とはどういうことでしょう。「今は、右下。ということは、最初は違ったんですか？」

「はじめは、みぞおちのあたりがぼんやり痛かった。でも、今は右下が刺し込むように痛い」

「場所と広がり」と、「時間による変化」をあわせて聞いてみました。かなり有力な情報だと思われます。はじめは体のまんなかがぼんやり痛かったというのは、内臓痛の典型的な症状です。今は場所を指で指し示せるようになったというのは、体性痛に移行したのではないか、と推測できます。

内臓痛が体性痛に移行するというのは、非常によくない徴候です。腸や胆嚢など、管のカタチをしている臓器の中で炎症が起こっていたものが、腸管の壁を越えて、おなかの壁に波及している。このとき、腸管には穴が空いている可能性があります。腸の壁が破れてしまうと、便などの腸管内容物がおなかの中にばらまかれ、重篤な感染症を引き起こして、命の危険につながります。

「内臓痛が体性痛になったら、手術しないと命の危険があるかもしれない」。緊急手術の適応となります。

この患者さんは、虫垂炎から腹膜に炎症が及び、腹膜炎となっている状態でした。診察により右下腹部に圧痛・反跳痛が観察されました。
入院後すぐに手術が施行されました。

(2-7) 「きっとマスカラ強いバタコの時間」を使いこなそう

「きっかけ」を聞き逃さない！

　腹痛を訴える患者さんに体性痛が出たら危ない、というイメージは大切です。ただ、だからといって、「指で指し示すことができる腹痛」が、いつも危険だというわけではありません。誰もが一度はなったことがあるのではないか、という腹痛の話をしましょう。

- 10歳の男の子。
- マラソンで走っている最中に、左の横っ腹が痛くなった。
- きりきりする。

　「きっとマスカラ強いバタコの時間」を、おおよそ埋めることができます。
　きっかけは、運動。増悪・寛解因子や時間経過は、運動を続けると痛くなってきた、ということ。強さは、きりきり刺し込むような強い痛み。場所は、左の脇腹。

　走ると左の脇腹が痛くなるアレは、みなさんにも経験があるのではないでしょうか。大人になるとなかなか経験しない痛みではありますが、運動したときに横っ腹が痛くなるときは、「このあたりが痛い」と場所を指で示すことができます。おなかのまんなかがぼんやりと痛くなるような内臓痛とは違い、体性痛です。
　では、走ったときにおなかが痛くなるというのは、腹膜炎が起こっているのでしょうか？　ただちに手術しないといけない、危ない状態なのでしょうか？
　走っているときに起こる左脇腹の痛みには、いくつかの理由があるとされています。1つは、脾臓（ひぞう）から血がいっぱい流れ出すことによる

痛み。詳しく言うと、脾臓のまわりの血管が急に大量の血液を流すために起こる痛みであり、血管痛の一種です。体が急に大量の血液を必要とするシーンでは、脾臓にストックされていた血液が血管に流れ出すことがあります。このとき、血管が伸展されて痛みが出ます。

　血管の痛みは、体性痛と同様に、原因のある場所が刺し込むように痛みます。血管痛の話は、胸痛のときにもあらためてお話しますので、頭の片隅に置いておいてくださいね。

　左脇腹痛には、ほかの理由も指摘されています。運動をすると腸に行く血流は下がるのですが、便が下行結腸(かこうけっちょう)（体の左側）にあるときには、腸を動かしたいという需要があるにもかかわらず血流が低下してしまうので、相対的に血が足りなくなります。このとき、虚血による痛みが生じるのだろうといわれています。じつは、この虚血による痛みも、血管関連の痛みで、体性痛と同様に原因のある場所がピンポイントで痛くなります。

　走ったあとに左脇腹が痛む原因はさらに複数あるといわれており、複雑ですが、結局はどれも血管や血流に関係のある痛みです。血流のバランスが崩れたことによる痛みなので、対処法としては、安静にして、血流が元に戻ることを待ちます。

　走ったことがきっかけになる痛みは、左の脇腹だけにとどまりません。ほかにもいろいろな場所が痛むことがあり、原因もさまざまです。

　走っていて右の上腹部が痛むのは、肝臓や胆嚢などがくっついている横隔膜(おうかくまく)が、走ることで牽引されて痛むため、などといわれています。物理的に腹膜を引っ張る痛みですから、体性痛です。場所をきちんと指で示すことができます。

　以上の腹痛を診断する場合には、痛みのきっかけは走ったことであると、患者さんと確認し合うことが大切です。走ったという情報なしに左の脇腹が痛いと言われても、そう簡単には痛みの原因にたどり着きません。「きっとマスカラ強いバタコの時間」のなかでも、きっかけの重要性がよくわかるエピソードです。

「きっかけ」は奥が深い

「きっかけ」について考えてみましょう。

- 62歳、女性。
- おなかが痛い。このあたりが痛い、ここからここまでずっと……。
- 悪性リンパ腫に対する抗がん剤治療中。

　ここからここまで、と、左の脇腹のあたりを押さえてさする女性。痛そうで痛そうで顔をしかめています。まんなかが痛くなくて、場所を指で示せる、体性痛っぽさ。もともと、悪性リンパ腫という病気をもっており、治療もしている人。さあ、どういう病気を考えるか……。
　「きっとマスカラ強いバタコの時間」に沿って聞いてみます。
　きっかけはありますか？

「特にない。昨日から痛くなった」

　よくなったり悪くなったりしますか？

「する。でもどういうときかはよくわからない。寝てて痛いときもあるし、姿勢を変えてもあまり変化がない。息を止めても痛いときは痛い」

　強さはどうです？

「ひどく痛い。ビリビリする。痛いなーって思う。裂ける感じ」

　裂ける感じ？

2 章 ▶ 腹痛

🧑「肌を引っ張られたり裂かれてるような気分になる」

場所はどのあたりですか？

🧑「左脇腹から、おへそのそば……。皮膚がつっぱるみたいに、このあたりが痛い（手でさすっている）」

他に具合の悪いところはありますか？

🧑「便通は特に変わらないし……おしっこも出ている……。特に思いつかない」

時間によって変わりますか？

🧑「昨日からしょっちゅう痛む。突然痛くなっては突然よくなったりする。痛いときはずっと」

　さあ、この患者さんの痛みとして考えられる原因は何か。
　もちろん、ある病気を念頭に置いてこの症状を書いているので「答え」はあります。しかし、答えが当たるかどうかだけではなく、考えかたを身につけたいですね。

　まずこの人の痛みは、<mark>体性痛</mark>のようです。まんなかがぼんやり痛いのではなく、左の脇腹からおへそまでという、偏った場所が痛い。指で示せる場所の痛みは血管痛の可能性もあるのですが、「肌を引っ張られているような、裂けるような」という表現が気になります。肌に近い部分が痛いのかな？　より表面あたりが痛いのかな？
　運動や姿勢、呼吸変動によって痛みが変わるようであれば、筋肉とか臓器が動くことで刺激を受ける場所に痛みの原因があることになります。この人は自分で「よくなる姿勢がわからず、息を止めてもムダ

みたい」と考えているようです。実際に、目の前で大きく息を吸ったり吐いたりしてもらってもいいでしょう。診察の話はまだ後回しにしていますが、おなかを押してみるのも大事です。この人はおなかを押しても痛がりません。臓器に原因がないのでしょうか？

　便通や排尿とも関係がなく、突然痛くなっては治るような痛み。そして、ビリビリするという、独特の表現……。

　ここで知っておかなければいけないことがあります。「きっとマスカラ強いバタコの時間」でチェックする「きっかけ」は、「痛みのきっかけ、痛みが始まったときに何が起こっていたか」です。きっかけとは、患者さんがどんな行動をしたときに痛みが起こったか、だけではありません。どのような病気、治療を行ってきたかも大切です。つまり、現病歴や既往歴、治療歴が、きっかけとなる場合があります。

　この患者さんは、悪性リンパ腫の治療中です。抗がん剤による入院治療を行っています。治療というのは体にさまざまな影響を及ぼしますので、治療がきっかけとなる痛みについても、考慮しなければいけません。

　抗がん剤によって免疫が抑制状態となった患者さんに出現した、体の表面に知覚する、ビリビリするような裂けるような痛み。以上からは、帯状疱疹という病気を最も疑います。その名のとおり、発疹を伴うことが多いですが、発疹が出る前に痛みが先行することもあります。

　病気の知識は必要なので、帯状疱疹を知らない人にとっては「知らないよ」となるかもしれません。けれど、大切なのはこの患者さんの痛みが「どうも、内臓が原因じゃないっぽいぞ」と気づくことなのです。患者さんとお話しして、原因がどこにあるのかを予測することが重要なのです。

　「きっかけ」は非常に奥が深いです。ケガとか食あたりのように、比較的わかりやすいきっかけも大切ですが、もともとどのような病気をもった人か、どのような薬を飲んでいるか、などの患者背景が、診

断を左右することは多いです。

　特に、現在すでに入院している患者さんに新たな症状が出てきたときには、患者さんがどういう理由で入院して、どんな治療が加わっているかという「きっかけ」が、患者さんをアセスメントするうえで最も重要な項目となります。カテーテルを入れていればカテーテルからの感染を起こしているかもしれない。肝硬変で入院しているなら肝性脳症を起こしているかもしれない。毎日患者さんを見て変化に気づくためには、小さなきっかけも、大きな背景も、きちんとおさえておかなければいけません。

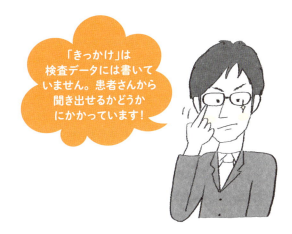

「きっかけ」は検査データには書いていません。患者さんから聞き出せるかどうかにかかっています！

増悪・寛解因子を大事にしますから

「きっと」の次です。「マスカラ」が、痛みの原因を考えるうえで重要になるのはどんなときでしょう？　マスカラ、つまり増悪・寛解因子。何をしたらよくなったり、悪くなったりするのか、という質問です。患者さんに聞くとしたら、例えばこのような聞きかたがあります。

「排便とか排ガス（つまりおならです）によって、痛みはよくなりますか？」

これに対して患者さんが「よくなります」と言った場合。患者さんの痛みの原因は、腸管が細くなって、あるいは腸管がうまく動かなくなっていて、便やガスがうまく通っていないのではないか、と推察できます。中身が開通するとよくなるし、中身の通りが悪いと痛くなる。便やガスの通りが悪いと、腸の中身がぱんぱんに張って、腸が引き延ばされます。この腸管伸展痛は内臓痛ですので、おなかの中心部あたりがギリギリと痛みます。伸展がさらに強いと、腸管に向かう血管や腹壁にも影響し、体性痛としての性質が出てくることもありますが、まれです。たいていは、おなかのまんなか、どことは言いがたいけれど下腹部のあたりが痛みます。具体的にどこと言われると返答に困る痛みというのが、内臓痛の特徴です。

ほかにも、「マスカラ」はあります。

「姿勢を変えると痛みがよくなったり悪くなったりしますか？」

これに対して患者さんが「痛みが変わります」と答えた場合は、いくつかの可能性が浮上します。

● 骨格筋に炎症が及んでいるので動かすと痛む（筋肉に炎症があれば

動かすと当然痛い）
- 重力によって臓器の場所がずれるので痛みが変化する（炎症・圧迫される臓器にあたりをつける）

　姿勢による変化を聞くついでに、呼吸によって痛みが変わるかどうかも聞きましょう。呼吸するときに動く横隔膜も、臓器を動かします。痛みの原因部位が呼吸によって動けば、痛みに変化が出るかもしれません。
　痛みの原因臓器を探るのになぜ、これだけいろいろやってみなければいけないのか？
　それは、内臓痛は場所をあまり教えてくれないからです。
　総論でも触れましたが、内臓自体の痛みは（血管と関連しない限りは）体のまんなかあたりがぼんやり痛くなる程度で、うまく指で示すことができません。つまり、患者さん本人に痛みの場所を聞いても、原因が絞り込めないのです。こちらからいろいろ手を下し、場所を決定しにいかなければいけません。

「食後に痛みが強くなりますか？」

　これも増悪・寛解因子を聞くうえで有名な質問です。一般的に、胃潰瘍と十二指腸潰瘍を見きわめるのに使われていますね。詳しくは胸痛のところで解説します（P.74）。なお、胆石発作は「脂肪分の多い食事をとったあとに起こりやすい」と書いてある教科書もあるようですが、実臨床では胆石発作のきっかけや増悪・寛解因子を患者さんに聞いてもよくわからないと言われることが多い印象があります。

痛みの強さで何がわかるか

「強い」は<mark>重篤さ</mark>を表す言葉ですし、患者さんの気持ちに寄り添ううえでも大切な情報です。ただし、強さというのは人によって表現がばらばらです。本人の訴えと実際の重症度が一致しないことはあります。

そんななかでも、<mark>明らかに痛みが強すぎる</mark>というときがあります。ストレッチャーの上で痛みにのたうち回っているような状態のときには、大動脈解離、上腸間膜動脈(SMA)血栓症、卵巣茎捻転(らんそうけいねんてん)、尿管結石(にょうかんけつせき)といった疾患を思い浮かべます。尿管結石以外は命にかかわる疾患ですし、仮に命の危険がないとしても、かつて経験したことのない痛みを訴える患者さんは大きな苦痛を受けていますから、ただちに診断・治療しなければなりません。

大動脈解離は血管痛です。体のほぼまんなかを通る大動脈壁がベリベリ裂けてしまうイメージで、痛みが上から下に移動するという特徴があるとされます。ただ、現場では必ずしも患者さん全員が「痛みが移動した」と訴えてくるわけではありません。大切なのは「移動」よりも「<mark>激烈、今まで経験したことのない痛み</mark>」のほうです。

SMA血栓症も血管痛の一種です。広範囲な腸管虚血を引き起こします。心臓や大血管に比べて、SMAくらいなら多少詰まっても……などと軽く考えている人はいませんか？ 腸管内は菌の巣であり、腸管が虚血・壊死によって破れることは、便と菌がおなかの中にばらまかれることに等しいのです。重篤な感染症のリスクがあります。また、腸管が破れずとも、粘膜が虚血によって死んでしまうと、粘膜という壁による防御が弱まってしまい、腸内細菌が血中に移行して敗血症になってしまうこともあります。腸管虚血はあなどれません！

卵巣茎捻転は、成熟嚢胞性奇形腫(せいじゅくのうほうせいきけいしゅ)や子宮内膜症性嚢胞など、卵巣が

大きくなる病気・腫瘍があるとき、卵巣と卵管がまとめてねじれてしまう病気です。腸捻転などもそうですが、臓器がねじれると血流が途絶えてしまうために、虚血に伴う強烈な痛み（やはり血管痛の一種）が生じます。もたもたしていると卵巣・卵管が虚血で死んでしまい、ねじれた場所や卵巣などから出血をきたして一気に出血性ショックまで進んでしまうこともあります。

　尿管結石は大動脈解離・出産時痛と合わせて「3大・今までに経験したことのない痛み」とされるほどの強烈な痛みを覚えます。尿管内に石が詰まることにより、尿が尿管の中を通れなくなって尿管がパンパンに膨らんでしまうために起こる伸展痛と考えられます。

　これらはどれも、==放っておいて痛みがよくなるたぐいの病気ではない==という特徴があり、かつ==放っておくと出血を起こしたり、臓器壊死を起こしたりするために迅速な対応が必要となる==疾患です。突然の強烈な痛みというのは、血管なり尿管なり、何か流れがあったところが突然せき止められることで起こるイメージがあります。生命というものは、流れを止めてしまうと一気に状態が悪くなる。これは漢方にも通じる考えかたですね。西洋医学を修めるわれわれにとっても、流れを止めるとまずいと覚えておくのは大切です。

場所を探しにいこう！

　痛みの場所については、患者さんが痛いと言う場所(自発痛の部位)と、診察時に医療者が手で押したり離したりすると痛む場所(圧痛・反跳痛の部位)とを分けて考えることが大切です。

　自発痛の「場所」を詳しく聞くことは、本章の最初のほう(P.33)でお話しした虫垂炎のエピソードのように、内臓痛と体性痛を見きわめることにつながります。臓器の痛みがおなかの壁(腹膜)に及ぶと、痛みは体性痛となり、患者さんはその場所を手で指し示すことができます。虫垂炎がひどくなって、虫垂の外側やおなかの壁に炎症が及び腹膜炎となることで、患者さんは右下腹部を痛がります。

　一方、臓器の痛みが内臓にとどまっているときは、痛みは体のまんなかに現れます。その痛みはぼんやりしていることもあれば、シクシクと表現されることも、キリキリと表されることもありさまざまです。

　自発痛が内臓痛として体のまんなかに出現すると、それだけでは臓器を特定することが難しくなります。みぞおちのあたり(上腹部)がシクシク痛むと言われても、それが胆石胆嚢炎による痛みなのか、胃潰瘍・十二指腸潰瘍による痛みなのか、あるいは(胸痛の項目で詳しく触れますが)狭心症による痛みなのか、場所だけでは区別がつきません。

　そういうときには、「きっとマスカラ強いバタコの時間」を丹念に聞くと同時に、診察を加えます。例えば、胆石による痛みの場合、パンパンに腫れた胆嚢のある場所(右上腹部)を押すと、胆嚢の壁に刺激が加わるために痛みが増強します。自発痛では体のまんなかが痛いと訴えていた人でも、臓器のある場所を刺激して痛みが増せば、押した場所に痛みの原因があると推測できるわけです。有名なMurphy徴候(胆嚢のある右上を押したまま患者さんに深呼吸してもらうと、息を吸ったときに胆嚢が動いて痛みが増し、患者さんの呼吸がぴたっと止まる。胆石症を疑う所見)も、手で押す(プラス、患者さんの呼吸≒自分の横隔膜で押してもらう)ことで痛みの原因か所を明らかにできるサインの1つです。

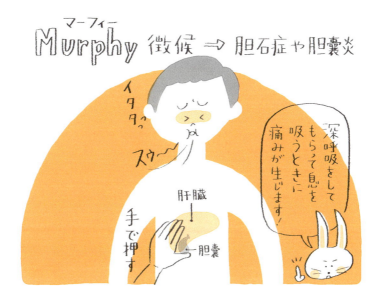

　一方、先ほど登場したSMA血栓症は、痛みが強く、ずっと続いているにもかかわらず、押しても痛みの強さが変わらないという特徴があります。血栓形成による痛みは伸展痛ではなく、虚血に伴う発痛物質の出現が原因のため、押す＝物理的圧迫を加えても痛みが悪化しないと考えられます。

　繰り返しましょう。最初、体のまんなかがぼんやり痛かった人が、今でははっきりと右下腹部が痛いと訴えている……といった訴えを、==内臓痛が体性痛に移行している、臓器の痛みが腹膜に及んでいる！これは危ない、早く治療しなければ！==　と解釈する。これこそがまさに、患者さんの訴えを、プロとして解析するということです。場所の情報は、「移動」も含めてきっちりおさえましょう。

痛みはどう広がっている?

　もう1つ、場所を聞くときには「広がり(放散)」も大切です。例えば、胆石の痛みは右上腹部だけではなく、背中の右側、あるいは右の肩甲骨の下あたりに広がっていくと表現されることがあります。果たして患者さんがそこまできっちり自覚できているか、という問題はありますが……。痛みがどちらに広がっていくのかは、時に疾患を疑う大きなヒントとなります。これも、胸痛の項目でもう少し詳しく触れましょう。

　腹痛の原因臓器を探るうえで「場所」は非常に大切なので、最後に、痛みを感じる場所ごとに可能性が高いとされる原因疾患をまとめておきます。まんなかか、まんなかではなく左右に寄っているかがまずは大切。さらに、みぞおちに近い上のほうか、おへそやそれより下のほうかと分けましょう。9分割する診断法が有名ですが、大切なのは「まんなかなの？　ずれているの？」です。
　痛むポイントが右上に寄っているときは胆嚢があやしいですね。
　左上が痛いときは、背中の痛みや姿勢との関連を聞きつつ、膵臓かな……？
　右下腹部といえば虫垂があります。けれど、このあたりには右卵巣もありますね。上行結腸あたりの憩室が破れてもここが痛みます。
　左下腹部となると左卵巣でしょうか。
　あれ？　おなかの中ってそんなに臓器が少なかったでしたっけ？
　胃はどうしたんでしょう。大腸だって、小腸だっていっぱい入っているのに！　右上には胆嚢しかないんでしょうか。左下には左卵巣しかないんでしょうか。
　そういうわけではないのです。
　内臓痛と体性痛の話を思い出しましょう。「その場所」が痛むのは、基本的には臓器の炎症が腹膜に及んだ場合、あるいは伸展によって血管が痛む場合です。臓器の中に炎症が起こっているときには、体のま

んなかあたりが痛みます。ですから、痛みが左右どちらかに寄っている場合は、病気の状態がある程度限られてきます。

ただ、腹痛の原因や痛みの性状は、必ずしも「純粋な内臓痛」「純粋な体性痛」と分けられるものではありません。体の左右どちらかに寄っている内臓の痛みというのもあります。本章の最初でも触れましたが、運動をきっかけに出てくる左脇腹痛は、腸管虚血が原因だとか脾臓からの血流放出が原因だといわれています。また、便秘に伴う腹痛が左下腹部に感じられることもあります。便によって腸管が緊張して張ってしまい（緊満し）、腸管だけではなく腸管周囲の血管や神経が引き延ばされることによって痛みが起こり、あたかも体性痛のように知覚されます。

腹痛だからといって原因がおなかの中にあるとは限りません。胃炎はみぞおちのあたりが痛みやすいですが、みぞおちあたりに心筋梗塞の痛みが出ることもあります。胸膜炎の痛みを上腹部の痛みとして訴える人もいます。

「場所」は最も大切な情報ですし、多くの教科書に「腹痛は場所から攻めよう」と書いてあるのですが……。「きっとマスカラ強いバタコの時間」の他の項目もすごく大事です。合わせ技でじっくり考えましょう。

腹痛の位置と原因疾患の例

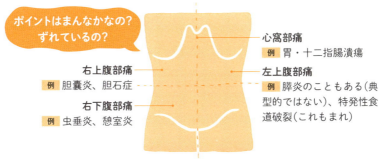

ポイントはまんなかなの？ずれているの？

心窩部痛
例 胃・十二指腸潰瘍

右上腹部痛
例 胆嚢炎、胆石症

右下腹部痛
例 虫垂炎、憩室炎

左上腹部痛
例 膵炎のこともある（典型的ではない）、特発性食道破裂（これもまれ）

痛みだけが症状か？ 他に何か症状は？

「他(ほか)」とは具体的に何を表すのでしょう。

例えば、おなかが痛いのに加えて、吐いたり、下痢をしたりしている場合は、医療者でなくとも「胃腸炎かな？」と予測をするでしょう。「他に症状はありませんか？」は切れ味のある情報をもたらしてくれます。「とにかく痛いんです、なんとかしてください！」と訴えている患者さんに、(優しく接しながら)「随伴症状」を聞き出しましょう。腹痛であれば、

- 吐き気、嘔吐があるか
- 下痢をしていないか
- 逆に、便秘が続いてはいないか

などは必ず聞いておきたい内容です。

なお、嘔吐があれば必ず胃腸炎というわけではないので注意が必要です。「強い内臓痛」(胆石発作や膵炎など)では、痛みが強いときに嘔吐や顔面蒼白などの症状が出現することがあります。痛みを感じる神経が自律神経と密接に関連するため、痛み刺激が強いと自律神経症状としての嘔吐や血圧低下を伴うのだと解釈されています。

- 発熱の有無

バイタルサイン(体温、血圧、脈拍数、呼吸数。加えてパルスオキシメーターによる血中酸素飽和度など)は、診断・治療・維持いずれにおいても基本となる最重要項目です。

- 発疹が出ていないか
- 咳はないか
- 胸痛や背部痛など、他の部位は痛まないか

発疹を伴う腹痛は血小板減少性紫斑病や帯状疱疹などの全身病によるものかもしれませんし、横隔膜の刺激症状や肺炎の有無、狭心症や膵炎、尿管結石などのヒントになる場合があります。
　また、女性であれば、必ず、

● **おりものが増えていないか、おりものがいつもと違ってはいないか**

を聞くべきです。
　「女性を見たら妊娠と思え」という言葉はセンセーショナルすぎてあまり好きではないですけれども、子宮外妊娠を含めた子宮・卵巣周辺の病気についてはわれわれは常に敏感でいなければいけません。

　以下はおまけです。慢性の疾患を有する患者さんにおいて、

● **実際の年齢に比してどれくらい若々しく、あるいは老けてみえるか**

というのは、(非常に感覚的で、本に載せるべきではないかもしれませんが) 役に立ちます。これは老け顔とか若づくりの有無を探せという意味ではなくて、患者さん本人が病気によってどれだけ疲弊しているかを見きわめよう、ということです。この情報、言語化するのは難しく、なかなか人と共有できるレベルで言葉にはできないのですが、患者さんをみて「何かおかしい」と気づくうえで、けっこうなヒントを与えてくれるんじゃないかと感じています。
　小話です。医師や看護師が夜中の外来で「なぜこのおばあさん、元気そうなのにわざわざ病院に来たんだろう……？」と思う人に出会うことがあります。そういうとき、付き添いの家族にお話を聞くと、

「何だかわかんないんですけど、いつもと違う感じだったもので……」

などと言います。

こういうときは、いつも以上に慎重に診断を進めます。

患者さん本人はあまりつらいとは言っていなくても、家族が「いつもと違う」と言う。そのようなケースのなかに、見逃してはいけない重篤な疾患が隠れていたりするものです（脳梗塞のなり始めだったり、重症感染症の初期だったり……）。エビデンスがある話ではありませんが、うなずいてくださる医療者の方は多いのではないかと思います。

医療者も、患者さんの家族も、あるいは患者さん自身も、「何かおかしい」と思ったらそこを丹念に突いてみる。遠回しなようですが、真摯な医療の1つのありかたではないかと思います。ぜひ、頭の片隅に置いておいてください。

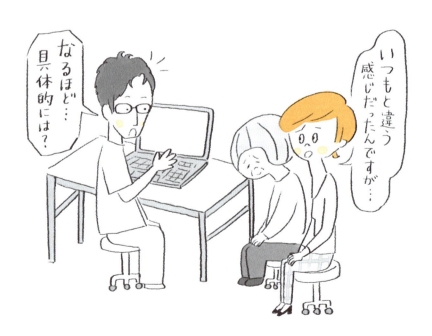

時間経過は頭のなかにグラフを描こう！

　痛みの時間経過は、患者さんが自分からはなかなか話してくれない情報です。「すごく痛かったの。今は少しよくなったわ」とか「ずっと痛いんだ。もう、ほんとにずっと痛い」などと言っている患者さんに、詳しく聞いてみましょう。

- 一度痛くなったら、どれくらいの時間痛いですか？
- ずっと同じ強さですか？　波がありますか？
- 1日のなかで何度くらい痛みますか？

　これらをまとめて患者さんは「ずっと痛い」とか「だいぶ長いこと痛い」などと表現します。同じ「ずっと」であっても、
「2か月間毎日痛い。1日のなかで痛む回数は4～5回、痛む時間は5分。2か月も痛いんだから『ずっと』でしょう？」
と言う患者さんもいますし、
「昨日の夜から今日までずっと痛いんですよ。少しよくなったかと思ったらまた痛む……しばらくするとおさまるんですけどご飯食べるとまたすぐ痛くなる……とにかく今朝もずっと痛いんです」
と言う患者さんもいます。

　これらは、全部「ずっと」なんです。でも、イメージが違いますよね。
　一人ひとりのこうした表現、言葉で説明しきるのは大変です。ですから、グラフを描きましょう！
　横軸には時間や日付。縦軸には痛みの強さを書いて、まったく痛くないのをゼロ。もんのたうち回るほど痛いというのを10とか100とします。こうして、患者さんの話を聞きながら、グラフを実際に紙に描いてみたり、頭のなかでつくるのです。

　それからあらためてプロの目線で、痛みの性状を解析するのです。
　グラフの上がり下がりに着目しましょう。よくなったり悪くなっ

りする、波がある痛みというのは、例えば便の動きや腸の動きと関係があるかもしれません。胆石発作も、痛くなったり治まったりを繰り返すぐいの痛みです。これに対し、炎症の波及による痛み（膵炎や虫垂炎、皮下膿瘍など）は、ずっと続いて治まることがありません。

時間経過は、腹痛以外でも大変に重要な情報をもたらします。じっくり検討してみましょう。何度もグラフを書きましょう。

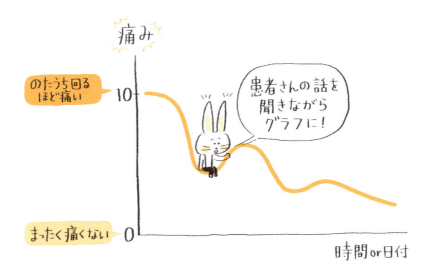

ベッドサイドではどのように聞く？

　ここまで、「きっとマスカラ強いバタコの時間」をキーワードに、おなかが痛いというできごとをプロが解析するとはどういうことかを考えてきました。腹痛の項目の最後に、実際のベッドサイドでは、どのように患者さんの訴えを聞いたらよいか、というお話をします。これは、プロの医療者が考えた理論というより、私の個人的な意見です。

　痛みを訴えた患者さんに向き合ってお話を聞くとき、一番大切なことは、じっくりと、自分の言葉でつらさを表現してもらうことだと思います。

　あなたが最初から、

「さあ、順番に痛みを解析します！　まずきっかけは？　強さはどうですか？　どういうときに痛くなりますか!!?!?」

　などと、聞き倒してしまうのはよくないんじゃないかと思うのです。

　痛みをなんとかしたい、病気を治したい。そのために患者さんは病院にやってきます。すでに入院している患者さんも、新たに出現した痛みなどの症状に対して、まず不安になり、どうにかしてほしいという気持ちでいっぱいになります。そんなとき、最初に話をする相手が、「質問者」であってよいのだろうかと思うのです。

　最初に患者さんのそばにいるべき人は、じっくりと聞く人であってほしいと思います。

　患者さんの心から出てくる言葉は、プロが聞いてみると不十分かもしれません。しかし、そこには、今患者さんが苦しんでいることが詰まっています。

　医療者にとっては、痛みが始まったのが食前か食後かの情報のほうが、キリキリ痛いか、シクシク痛いか、ズキズキ痛いかを聞き分けるよりも役に立つかもしれません。

　しかし、患者さんが語る「最初の1分」をおろそかにして、はじめから医療者が質問攻めにしてしまうと、患者さんは自分の痛みに対して受け身となり、「聞かれていないことは答えないマシーン」となっ

てしまいます。

　「じつは胸部不快感もあった」患者さんの上腹部痛に対し、腹痛の原因を見きわめるための質問を繰り返し、食事との関係とか日内変動、痛む場所などを聞いているうちに、患者さんは、自分の胸部不快感が腹痛と関係ないのかなと思い込み、胸部の症状について語るのをやめてしまう。医療者が食事との関係を聞くものだから、患者さんも「胃炎なのかな？」と解釈し、食事内容を必死に思い出す。言われてみれば朝方の胸焼けもあったかもしれない……。内視鏡検査までやったけれど、軽度の胃炎・食道炎しか見つからない。胃酸の逆流かな。軽度の胃炎かな。胃酸を抑える薬を出しましょう。……数日後、心筋梗塞を発症。じつは、狭心症の不快感が上腹部に現れていただけだった……。

　こんなケースだって、あるかもしれません（実際に私が経験した症例ではありませんが、どこかにはありそうです）。
　「きっとマスカラ強いバタコの時間」は、最初からこれを聞くぞと構えるために覚えるフレーズではありません。患者さんに好きなようにしゃべってもらい、医療者と患者さんが2人で認識を共有するための問診過程で、聞きもらしがないかどうかを確認するためのチェックリストとして使うべきだと思います。
　そういえば、最近は問診のことを医療面接と言いますね。就職時の面接だって、一方的に面接官が質問しまくる圧迫型の面接よりも、学生にまずは気持ちよくしゃべってもらったほうが、より学生のキャラクターを把握しやすいのではないでしょうか。
　何より、痛みに苦しむ患者さんが一番最初に受けるべき治療は、医療者が患者の苦しみをしっかり受けとめるぞ、という姿勢を見せることです。「痛い、助けてくれ！」という声を真摯に聞く姿を見てもらうことは、真の信頼関係を構築するのにおおいに役に立ちますし、何より、心の治療として患者さんを癒やします。

表 腹痛の「きっとマスカラ強いバタコの時間」のポイント

きっと	きっかけ	**POINT** ●痛みが始まったときに何が起こっていたかが大事（例：現病歴、既往歴、治療歴など） ●現在入院している患者さんに症状が出たのならば、入院した理由やどんな治療を受けているのかを調べる
マスカラ	増悪・寛解因子	**POINT** 排便・肺ガスで痛みがよくなるか？ ●よくなる→腸管が細くなったり、通りが悪くなって、腸管伸展痛（内臓痛）が生じている **POINT** 姿勢を変えると痛みが変化するか？ ●変化する→骨格筋に炎症が及んでいる、重力によって臓器の場所がずれて痛みが変化する **POINT** 食後に痛みが強くなるか？ ●食後に痛みが強くなることもある（必ずしもではない）→胃潰瘍 ●空腹時に痛みが強く、食事とともに治まる→十二指腸潰瘍
強い	強さ	**POINT** 明らかに痛みが強すぎるかどうか ●ストレッチャーの上でのたうち回るような痛み→大動脈解離、上腸間膜動脈（SAM）血栓症、卵巣茎捻転、尿管結石など
バタコの	場所と広がり	**POINT** 痛みが他の場所にもあるか？（放散痛） **POINT** 痛みはまんなかなの？　ずれているの？
	他の症状	**POINT** 吐き気・嘔吐があるか、下痢をしていないか、逆に便秘が続いてはいないか **POINT** 発熱の有無 **POINT** 発疹が出ていないか ●発疹を伴う→血小板減少性紫斑病、帯状疱疹（必発ではない！） **POINT** （女性の場合）おりものが増えていないか・いつもと違っていないか、頭のかたすみに「妊娠」 **POINT** （慢性疾患を有する患者の場合）実際の年齢に比べて若々しくみえるか、また老けてみえるか
時間	時間による変化	**POINT** 痛みのグラフに上がり下がりはあるか ●波がある痛み→便や腸の動きに関係がある（胃腸炎など）、胆石発作 ●ずっと続いて治まらない痛み→膵炎、虫垂炎、あるいは腹膜炎

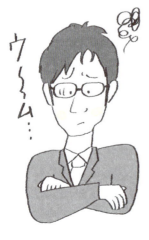

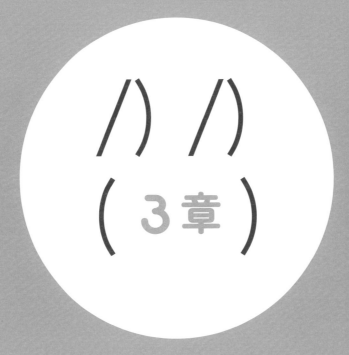

(3章)

胸部不快感・胸痛

緊急疾患が比較的多いため、特に緊急性の高い疾患については個別に覚えておかなければなりません。
けれど、痛みに対する考えかた(症候学)は、腹痛と一緒ですよ。

胸部不快感のいろいろ：胸痛のあらわしかた

　胸部不快感、そして胸痛です。

　私たちは、不安なときに胸を押さえます。胸にはすごく大事なものが詰まっているように感じています。「自分の胸に聞いてみろ！」という言葉もあります。胸のあたりの不快感というのは、直接心に訴えかけてくるつらさのようなものがあります。

　胸痛は、さまざまな疾患によってもたらされます。痛みまでいかずとも、なんだか重苦しいという違和感、不快感が、命にかかわる重大な病気の前触れ、あるいは病気のサインそのものであることもあります。

　一方で、ただちには命にかかわらない、あるいはまったく生き死にと関係しない、放っておいても大丈夫な胸部不快感というのも確実に存在します。

　胸部不快感を正しく、すばやく診断することは、病院のお仕事のメインといっても過言ではないくらいです。

　腹痛の項で最初に話したように、患者さんが胸部不快感、胸痛をどのように表現するかをちょっとみてみましょう。

「押されている感じ、重苦しい」
「何かに乗っかられているようだ」
「締め付けられるよう」
「焼ける感じ」
「チクチク痛い」
「耐えがたい！　ナイフで切られたみたいだ」
「うずくような」
「ピリピリするような」
「よくわからないけど不安になる感じ」

患者さんの表情が思い浮かびますか？　明らかに痛そう？　落ち着かない感じ？　すごく心配そう？
そんな患者さんの訴えを、医学的にどう解釈しましょうか。

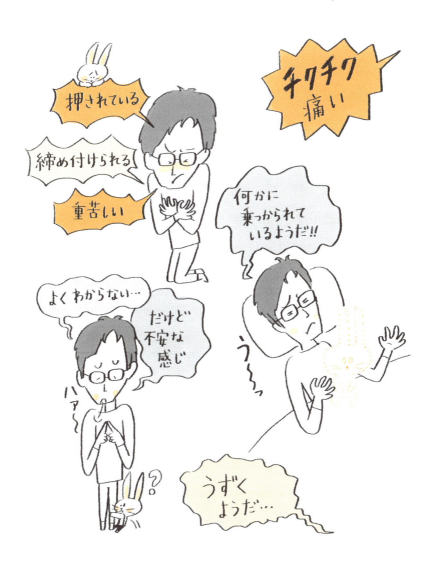

(3-2) 胸部不快感の分類：胸痛は何のせい？

　では、胸痛を分類してみます。

　どのような分類がいいでしょう？　腹痛と同様に、よく用いられるのは、原因臓器による分類です。心臓が悪い、肺のせいだ、食道かもしれない、筋肉や神経に問題があるかも……と分けていくやりかたです。でも、この本では腹痛の項目でやったように、「体性痛と内臓痛」で場所を探りつつ、「炎症なのか、伸展や圧迫なのか、神経なのか」の分類を進めるところから始めます。

　胸のあたりに違和感があるとき、あるいは胸に痛みがあるとき、原因として以下が考えられます。

- 心臓の血管が詰まっている、細くなっている（血管痛）
- 心臓の血管が詰まったために心筋に血液が足りない（虚血による痛み、発痛物質による痛み）
- 血管が裂けた（血管痛）

　ううむ。やはり胸といったらこれです。心臓とか血管。最も重要な疾患群です。命にかかわる病気ですから。
　でも、ほかにもありますよ。

- 肺の血管が詰まる（血管痛）
- 肺が破れて気胸になった（胸膜の痛み、体性痛）
- 胃酸による胸焼け（内臓痛、発痛物質による痛み）
- 食道が破れる（ここまでくると体性痛）
- 筋骨格系が痛い、神経が痛い（体性痛）
- 正確にはおなかの病気なのに胸が痛く感じる（関連痛、放散痛）
- 不安

心臓か、心臓以外か

　虚血性心疾患という言葉があります。狭心症、心筋梗塞。これらをまとめた言葉です。胸痛とはまさにこの、命にかかわる虚血性心疾患との戦いです。自然と分類も、心臓か、それ以外かという分けかたになってきます。

　ただ、ここで覚えておきましょう。胸部不快感・胸痛を訴える患者さんに潜んでいる、命にかかわる疾患は虚血性心疾患だけではありません。よくいわれるのは胸部の4大致命的・緊急疾患です。

- 虚血性心疾患
- 大動脈解離
- 緊張性気胸
- 肺塞栓症

　これらはただちに診断・治療しないと、生命の危機に陥る可能性が高い疾患です。まずはこれらの可能性をきっちり考えなければいけません。

(3-4) マスト・ルールアウトと「サルも聴診器」

　腹痛の項目ではあまり触れなかったのですが、胸部不快感・胸痛の話を本格的に始める前に、「必ず見きわめなければいけない疾患」について少しだけお話しましょう。

　俗にマスト・ルールアウト(must rule-out)と呼ばれる、絶対に除外しておかなければいけない疾患があります。病院にきた患者さんを診るとき、「たとえ可能性は少ないと思っても、絶対に否定しておきたい疾患」があるのです。

　具体的には、

- ただちに命にかかわる病気
- 診断がつけばその場ですぐに治療できるが、診断が遅れるとどんどん悪くなり取り返しがつかなくなる病態

を指します。

　これから胸部不快感・胸痛を勉強していくうえで、「○○のときは△△のために痛みが出ていると考えられる」といった推測が登場します。その推測の精度を高めていくのが診断という作業です。しかし、世の中には、「例外的な症状を示す心筋梗塞」というのが少なからずあります。「典型的ではない経過をたどった肺塞栓」というのもあります。可能性が低いからといって、これらの重篤な疾患を見逃してしまうと、患者さんは高確率で死んでしまいます。そのような疾患は、たとえ可能性が低くても、頭の片隅にとどめておくことが必要なのです。

　ER（救急救命室）ドクターとして非常に有名な林寛之先生という方がいらっしゃいますが、彼は、痛みを感じて救急にやってきた患者さんに対し最初に行うべきことを、サルも聴診器と覚えようとおっしゃっています。

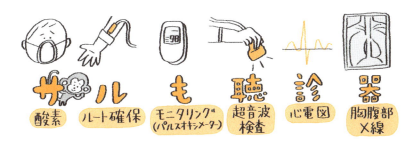

サ：酸素投与
ル：ルート確保（静脈路確保）
も：モニタリング（パルスオキシメーター装着）
聴：超音波検査
診：心電図
器：胸腹部X線

　いずれも、状態が悪く救急車で運ばれてきた患者さんに対し、一刻も早く行うべきと教えられる対応です。このなかに、心電図がありますね。心臓に関する情報は何でも、少しでも早く集めておくという姿勢です。ただちに命にかかわる心筋梗塞や致死性不整脈を見逃さないための努力なのです。

　診断がつけばその場ですぐに治療できるけれど、診断が遅れるとどんどん悪くなり取り返しがつかなくなる病態にも注意しましょう。その代表的な疾患は、緊張性気胸です。
　緊張性気胸は、肺の一部が破れて、肺の外側と胸の壁（胸壁）の内側のすきまに空気がたまってしまい、しかもその空気が増えるばかりで一向に減らないという病態です。呼吸を1回するごとに空気がたまっていくことで、肺が膨らまなくなってしまい呼吸が苦しくなり、や

がては空気によって縦隔・心臓が押しやられて心臓の機能にも悪影響を及ぼし、心停止から死に至ってしまうことがあります。緊張性気胸の場合はただちに胸腔内ドレーンを入れることで、それ以上病態が悪化するのを防ぐことができ、生命の危機をすぐに脱することが可能です（もちろんその後丹念な治療が必要）。初期に診断が遅れるとどんどん悪くなってしまうため、迅速な対応が必要となります。

　ほか、低血糖なども、診断がつけばその場ですぐに治療できますが、診断が遅れるとどんどん悪くなる疾患です。

　これらの病気を常に頭の片隅に置き、絶対にこれらの病気じゃないぞと確認しながら、もしこれらの病気だったらすぐに診断するぞと心に決めながら、胸部不快感・胸痛の病態を学んでいかなければなりません。

　それぞれの疾患・病態ごとに、少しずつ症状のでかたが異なります。まずは各病態ごとの症状のタイプを簡単に説明しておきます。

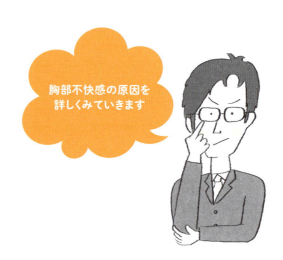

胸部不快感の原因を詳しくみていきます

(3-5)
心臓が原因の胸部不快感はどういう感じ?

いわゆる狭心痛、さらには心筋梗塞。これらは上述したように、

- 心臓の血管が詰まっている、細くなっている（血管痛）
- 心臓の血管が詰まったために心筋に血液が足りない（虚血による痛み、発痛物質による痛み）

というのが痛みの原因です。

さらに詳しく説明すると、心筋が必要とするエネルギー分の血液が届かないとき、心臓が痛むということになります。

血液の需要と供給のバランスが崩れると心臓が痛くなるのです。

言われなくてもわかるよ、という感じかもしれませんが、この考えかたは非常に大切です。

「冠動脈が細くなると狭心症、詰まると心筋梗塞になり、胸が痛む」というのは有名です。ただ、実際には、冠動脈が95％くらいふさがってしまって5％しか血流の通るスペースが空いていない状態であっても、胸が痛くなるとは限りません。運動をしていないとき＝心臓があまりせかせかはたらいていないときに、冠動脈の端っこ（担当する心筋の体積が少ないところ）で95％狭窄をきたしても症状が出ないことはあります。これは、安静時の心臓が必要とする酸素・エネルギーが、5％のすきまからかろうじて供給されており、足りているからだと考えられます。

一方で、同じく冠動脈に95％狭窄をきたした人が運動をして、心臓がドキドキ激しく動くと……つまり、心筋が必要とする酸素の量が多くなると、心臓のあたりがもやもやと苦しくなることがあります。労作性の胸部不快感、労作性の胸痛であり、狭心症と呼ばれる病態です。

心臓が激しくドキドキ動くときには、それだけ酸素やエネルギーを必要とする＝需要が増えるので、供給も増やさなければいけません。しかし、冠動脈が細くなっているとその「供給量の追加」がうまくできなくなります。

　さらに、需要と供給のバランスを乱すのは、冠動脈の狭窄だけではありません。
　例えば、貧血。
　血中の赤血球が少ない状態では、酸素の運搬量が減ってしまいます。貧血があると、冠動脈が細くなっていなくても、心臓に送られる酸素量が足りない状態になりえます。貧血の患者さんが運動をすると胸部不快感を訴えることがありますが、これは、心臓に「血液自体」は届いているのですが、赤血球が足りない（薄い）ため、必要な量の「酸素」が届いていないためだと解釈できます。
　労作性の狭心症や貧血による胸部不快感はいずれも、酸素が足りなくなった心筋からの痛みなので、内臓痛がメインです。痛みを指さすことができません。なんとなく胸の全体が、もやもや、重苦しくなり、時に「灼熱感」とか「締め付けられる」とか「絞られる」などと表現されます。「重い物がのしかかったような苦しさ」などともいわれます。

　ところで、心臓に原因がある胸部不快感・胸痛では、放散痛を伴うことがあります。胸部不快感や胸痛が、首やあご、歯、左肩などに放散するのです。心臓の痛みを伝える神経が、これらの領域を支配する神経と併走して脊髄に入り、脳へ刺激を伝えるために、脳が「心臓じゃなくてあごが痛いのかな？」と勘違いしてしまうために起こる痛みだといわれています。しっかりしろ、脳！　「あごとか歯が痛い」と病院を訪れた患者さんがじつは狭心症だった、心筋梗塞だったというケースがあります。ほんとしっかりしろ、脳！

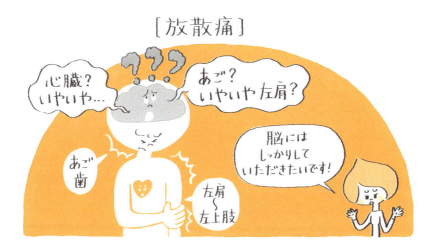

　狭心症に比べ、血管が完全に詰まってしまった心筋梗塞では、痛みの性状はより強くなります。血管痛の性状が加わるために痛みを指さしやすくなる(体性痛に近くなる)という表現もされます。多くの教科書では「狭心痛をより強くしたような痛み」と記載されています。

　ちょっと話はずれますが、心筋梗塞ではしばしば「冷や汗を伴う胸痛」を経験します。この「冷や汗」、もっというと「汗」はくせ者で、患者さんを診ていて「何かいつもと違う……」と思ったとき、変に汗をかいているというのが重篤な疾患のサインであることはままあります。突然の嘔吐もそうなのですが、心臓に限らず臓器に急性の虚血や障害が生じたとき、自律神経症状として発汗や嘔吐を伴うことがあります。

(3-6) 大血管が原因の胸部不快感はどういう感じ？

　大血管が原因であると知っておくべきなのは大動脈解離です。胸痛のマスト・ルールアウトの4病変の1つ。突然発症する、激烈な痛み。大動脈の壁が裂けることによる強烈な血管痛で、大動脈の走行に沿って血管の壁が裂ける（血管の内側の薄皮がはがれる感じ！）とき、痛みが上から下に移動するというのが有名です。「引き裂かれる」「刃物で切られる」などといわれますが、実際に患者さんがそこまで細かく痛みを説明してくれることはまれ……というか、激痛にもだえていますので、医療者は「これはただごとじゃないな」と直感できます。

　ほかに、大動脈瘤という病気があります。動脈の壁が部分的に弱くなり、こぶができてしまう状態です。動脈瘤は基本的に無症状なのですが、時にこのこぶが破裂することがあり、破裂すると突然強烈な痛みを生じ、大出血して急速に血圧が下がったりします。無症状のうちに発見できれば何よりです……。

　これらはいずれも血管痛です。体性痛と同じように、痛みの場所を指で示せるという特徴があります。ただし、それよりもまず、強烈に痛いというのが特徴的です。まれに痛みの弱い大動脈解離というのもあるようですが、そのようなときには診断は難しくなります。

心膜や胸膜と関係する胸部不快感はどういう感じ?

　肋膜、横隔膜などの「胸膜」の痛みは 体性痛 です。炎症のある場所が痛くなります。比較的鋭い痛みです。体性痛は鋭利なイメージ、内臓痛は鈍痛のイメージでしたね。胸痛に限った話ではないですが、痛みの場所と表現によって、「体性痛?（あるいは血管痛?）　それとも内臓痛?」と想像をめぐらせることはとても役に立つなあと実感しています。ですから、何度でも言いますよ。みなさんもぜひ、痛みをイメージしてみてください。

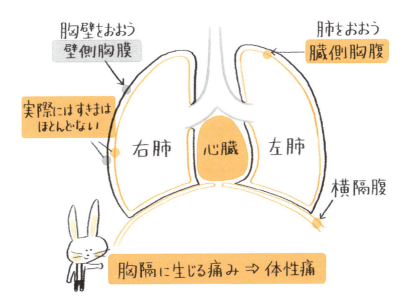

　高頻度に経験される胸膜由来の痛みというと、自然気胸 がまず挙がります。肺の一部が破れて、肺の外・胸壁の中に空気が漏れてしまう病気です。肺が破れた瞬間に、臓側胸膜由来の鋭い痛みが生じ、その後息苦しく（呼吸困難症状が出るように）なります。自然気胸のやばい

やつである緊張性気胸は、前述したように「マスト・ルールアウト」であり、放っておくと死んでしまいます。
　気胸の初期症状は、突然に発症する胸膜由来の痛みです。体性痛です。チクッと、ギクッと、ブシュッと刺されるような痛みとしてスタートします。

　胸膜由来の痛みでもう１つ知っておかなければいけないのは、==胸膜炎==です。胸膜炎の特徴は、呼吸によって胸膜が動き、すれることで痛むというもので、呼吸や姿勢の変化によって痛みが変わるというのが非常に大事な情報となります。胸膜炎は結核性のものが有名ですが、いわゆる普通の肺炎が胸膜に波及して痛みを呈することもあります（解剖学、頭に入っていますか？）。
　心膜は痛みを感じないため、心膜炎という病気は基本的に無症状です。ただし、心膜炎では炎症が周辺の胸膜・胸壁に及ぶことがあり、胸膜炎と同様の痛みを呈することがあります。
　患者さんに「どういうときに痛いか」をきちんと聞くことで、胸膜や心膜に原因があることを見抜くことができます。咳があり、しかも咳をするたびに痛いようなケースでは、患者さん自身は「肺が痛い」と思っていることが多いです。ただし、肺炎で「肺が痛む」ことは基本的にありません。肺内には痛みを感じる神経がありません。肺炎が胸膜に及んで、初めて痛みが出てきます。肺炎の症状は発熱や脈が速くなること、咳、痰、息切れなどであり、胸痛が肺炎の主症状であるケースは少ないです。

肺が原因の胸部不快感はどういう感じ?

　肺の中(肺野)に炎症や腫瘍があっても痛みは出てきません。例外的に、肺動脈に血栓が詰まる肺塞栓症では胸痛が生じることがあります。大血管である肺動脈が血栓により詰まり、うっ滞した血液によって血管が押し広げられることに伴う、血管痛です。ただし、肺動脈の血圧(右心系の血圧)は左心系の血圧に比べて非常に低いため、肺塞栓が起こっても血管が押し広げられる痛みが必ず生じるわけではありません。むしろ肺塞栓で大切なのは胸痛よりも呼吸困難症状です。

　先ほど、肺炎についても似たようなことを書きましたが、「胸が痛い」という患者さんに「他にどのような症状が出ているか」をきちんと聞くことが大切です。痛みだけではなく、呼吸困難の有無、咳や痰、発熱などはきちんと患者さんを診て話を聞けば必ず確認することができます。患者さんにつらさをもたらす痛みを解決しようと思ったら、プロとして「他の症状」にも目を向けましょう。

(3-9)
消化管が原因の胸部不快感はどういう感じ?

　じつは頻度が高い病態です。特に、<mark>逆流性食道炎</mark>(胃酸が食道に戻ってくることによる胸部不快感・胸痛)は非常に頻度が高いです。事実、日常会話で「胸焼け」というと、普通は胃酸症状を思い出しますね。

　一方で、胸焼けを患者さんが必ずしも「胸焼け」という言葉で表現するとは限らないことに注意が必要です。人の感じかた・表現方法は千差万別、「なんだか腹の上がモヤモヤする」と言われることもあれば、「胃酸が戻ってくる感じ」と直接表現する人もいますし、単に「胸が痛い」と言われることもあります。「心臓が痛い」と言われて原因が食道であることもあるのです。実際、狭心症の痛みと胃酸による痛みは鑑別が難しいとされています。いずれも有病率の高い疾患なので、たまたま両者を併せもっている可能性もあります。そうなると痛みの表現は複雑になってきます。

　逆流性食道炎を診断するうえで、食事や姿勢との関係は重要です。胃酸が逆流することによる痛みは、胃酸が多い状態で強くなりがちです。より詳しくいえば、胃酸が食道に多く逆流する状態で強くなります。これらを満たすのはいつかというと……「早朝、目が覚めたとき」です。横になっているから胃酸が逆流しやすく、胃に食べ物が入っていないので胃酸が中和されていないため酸性度が高い。いつ痛みがあるか、どういうときに痛みが強いかをきちんと聞きましょう。なお、狭心症・心筋梗塞も寒い冬の朝などに発症することがあるので、朝の胸焼けだから食道だと決め打ちするのは危険です。

　食道は胸にあるので、逆流性食道炎で胸が痛むというのはイメージしやすいですが、しばしば胃潰瘍や胆石胆嚢炎などでも胸部不快感が生じることがあります。胃、十二指腸、胆嚢などが原因の胸痛や腹痛を見きわめるために、症状と食事との関連をきちんと考えましょう。

食後どれくらいで症状が出るでしょうか。十二指腸潰瘍の場合は、食後しばらくは症状が治まります（胃酸が中和されるため）。胃潰瘍では、食後症状が和らぐことも、逆に強くなることもあります（胃酸の中和と食べ物による刺激とのバランスによります）。胆石症の場合は、食後1時間以上時間が経ってから痛みが出る場合があります（食べ物が十二指腸に下りてから胆汁が分泌されるため）。これらの痛みは基本的に内臓痛なので、鈍痛、うずくような、ずーんと重苦しいような、時にしくしく痛むイメージです。

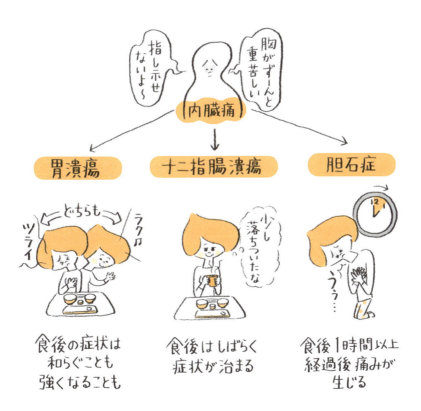

(3-10)

筋・骨格・神経が原因の胸部不快感はどういう感じ？

　筋・骨格系の痛みは頻度が高く、生命予後も良好なことが多いため、きちんと頭に入れておけば、患者さんに無駄な不安を与え続けなくてすみます。もちろん、心臓や肺、血管などの重篤な病気の可能性をきちんとつぶしていかなければいけませんが。

　筋肉痛とか肋間神経からの痛みは<u>体性痛</u>なので、痛い場所を指で示すことができます。胸がキリッと痛むと患者さんは不安になるので、心臓の病気ではないかと疑って病院に来たりします。痛みの性状、場所、運動との関連などを丹念に聞くと「どうも心臓ではないようだな……」ということがあります。痛みが表層にあるときはたいてい、体のなかの病気ではなく、体の外側に原因があることが多いです。ただ、心臓関連の痛みというのは頻度も高く、本当にさまざまなバリエーションがありますので、「指で痛い場所を指しているから絶対に心臓じゃない、安心、安心」とまでは、なかなか言えません。

　ところで、「動かしたら痛いですか？」という質問で、患者さん自身に痛みの場所・性状を確認してもらうことは、診断に役立つと同時に、患者さんの不安を和らげる意味でも有効です。患者さん自身が心臓だと思い込んでいる胸の痛みに対し、筋肉を動かすことで痛みが強くなるんだよ、体の外側に痛みがある、だからこれは心臓ではない可能性が高いんだよ、といったように、「医療者の解釈」を共有すると、患者さんの不安が和らぐ場合があります。要は、納得できるんですよね。自分で体を動かしてみて、それと痛みが関係あると納得できれば、「心臓病かもしれないという不安」から解放されるかもしれません。

呼吸と関連のある痛みは、前述したように胸膜の痛みのこともありますが、胸郭が動くことによる肋間筋・肋間神経の痛みのこともあります。

皮膚分節（神経の分布領域）に沿った片側性の痛みは、帯状疱疹による痛みかもしれません。帯状疱疹はその名のとおり、小さくて丸い湿疹（水疱）がプツプツと出てくる病気で、さらに刺すような痛みを伴うことで有名です。神経の中に潜んでいる帯状疱疹ウイルスが活性化することで生じる病気であり、発症の初期段階では湿疹（水疱）が出ず、切るような痛みだけが生じる場合があります。

私の経験則で恐縮ですが、私の親族（非常に高齢）もかつてこの病気になりました。最初は水疱がみられず、ただ「とても皮膚が痛い」と

COLUMN

 患者さんと一緒になんとかしていこうという思いをきちんと示しましょう

　看護師や研修医が患者さんの訴えをきちんと聞こうとするあまり、質問攻めにしたり、患者さんの言ったことを飲み込まずに次へ次へと話を進めるのを急いだりすると患者さんは不安になります。患者さんの訴えはそのまま「不安の表出」でもあるわけで、最初に訴えを聞いた医療者は「最初に不安を受け止め、心をサポートする医療者」でもあります。診断を進めるのに必要な情報を集めながらも、適宜患者さんの痛み・訴えに寄り添う姿勢をみせましょう。

　痛いと言われたら「痛かったのですね」、つらいと言われたら「つらかったのですね、大変でしたね」。共感を示すことでお互いの心を開きましょう。患者さんにひたすらしゃべらせつつ、自分の手の内を見せないような問診はまるで作業です。医療者側がどう思うのか、患者さんと一緒になんとかしていこうと思っているのかを、簡単な言葉1つでも仕草1つでもかまいません、患者さんにきちんと示していきたいものです。

[帯状疱疹]

痛みが片側なの

とても皮膚が痛いんだよ

片側だけの発疹!!

だけ訴えていました。高齢者で、比較的急に発症した胸痛なので、最初はいろいろな病気を思い浮かべるのですが、痛みが体の片側に寄っていることに気づき、まず神経内科を受診してもらいました。病院で診てもらうころには小さな水疱が出ていたそうで、帯状疱疹との診断がつき、投薬治療で痛みも治まりました。神経内科の先生は、心電図をとりながら(心臓の病気である可能性をていねいにつぶしながら)、診療の早期の段階で帯状疱疹の可能性を考えたそうです。

ざっとおさらい、胸の疾患

特に見逃してはいけないもの	●心臓が原因：狭心症、心筋梗塞 ●大血管が原因：大動脈解離、大動脈瘤破裂 ●胸膜・肺が原因：緊張性気胸、肺塞栓
すぐ命にかかわるわけではないが、診断すべきもの	●貧血 ●胸膜炎、心膜炎 ●逆流性食道炎、胃潰瘍、十二指腸潰瘍、胆石症 ●帯状疱疹

これらを頭に入れたうえで、「症候学」を考えてみましょう

「症候学」で胸痛を学んでみよう

患者さん自身の診断はとても大切なヒント

　患者さんが、胸痛がつらくて病院に来るとき、患者さん自身もその胸痛を解釈しています。例えば、「心臓が痛いんです」のように。

　この場合、患者さんはすでに自分の症状を「診断」していることになります。

　しかし、その診断、本当に正しいのでしょうか。じつは心臓が原因ではなくて、肋間神経痛かも？　胃酸の逆流による胸焼けの症状かも？　あるいは本当に心臓かも……。

　医療者はきちんと診断を行わなければいけません。患者さん自身がどう思っているかではなく、プロとしてきちんと診断をつけなければいけませんよね。

　……では、患者さん自身の診断を、素人考えだといって却下してしまってよいのか。そうではありませんよね。

　患者さん自身がどう思っているか、というのは、多くのヒントを含んでいる、とても大切な情報なのでしたね。

　（今のくだりは、腹痛のところでも書きましたよ。覚えていますか？）

　患者さん自身の訴えをきちんと聞き、患者さんがそれにどんな感想をもっているかを把握する。

　これが、症候診断で一番最初にするべきことだと思います。

　患者さんが自分の症状を解釈する、理由がどこかにあります。

　それはたいてい、

　「どういうきっかけで痛みが出てくるのか」

　「今まで同様の痛みを経験したことがあるか」

　といった、「痛みの原因・タイミング」と関連しています。

（これもほとんど「腹痛」のところで書いた文章と一緒です。つまり、症候診断学というのはそもそも、基本理念が一緒なのですよ）

「運動すると胸が苦しくなるんです。休んでいるとよくなります。これって心臓ですよね？」

「胸を反らせると痛いんです。別にぶつけてはいないのに……なぜでしょう？」

　これらは患者さん自身による、立派な診断、あるいは診断をしようとする意志の込められたセリフです。前者は患者さんの言うとおり、「労作時の胸部不快感」ですから、心臓に原因がある可能性は十分にあります。後者はどうでしょうか？　胸を反らせると＝筋肉や骨格を動かすと痛いならば、たとえ、ぶつけていなかったとしても、筋・骨格系に原因があるかもしれません。

　患者さんが最初に口にする、「気になること、自分の痛みを自分で解釈してしゃべること」にはある程度の真実が必ず含まれています。ですから、まずは傾聴することです。患者さんの痛み、苦しみに寄り添い、患者と医療者の関係を築きながら、患者さんの訴えを丹念に聞いてみましょう。

　そのあとに、「もっと聞き出そう」。この順番を守りましょう。傾聴してから、聞き出す。非常に大切です。繰り返しになりますが、最初から質問攻めにしてはいけません。忙しさや面倒くささを理由に、患者さんとのコミュニケーションを削っては元も子もないのです。

(3-12)

もっと聞きだそう！
ここからは、「きっとマスカラ強いバタコの時間」

　患者さんの訴えを細かく掘り下げて聞くことは、どんな血液検査・画像検査よりも患者さんの痛みを鋭く説明してくれるものです。そして、患者さんの訴えを網羅的に聞き取るには、「きっとマスカラ強いバタコの時間」が便利です。

「きっかけ」を聞き逃さない！

　「マスト・ルールアウト」のためにも、症状の発症タイミングはとても重要です。医療者にとっても患者さんにとっても一番わかりやすいのは、「突然の激烈な痛み」です。大動脈解離、肺塞栓症、自然気胸などはまさに突然発症します。それまで何ともなかったのに急に激痛が生じるため、「食事中に、肉を食べていたら急に」「テレビを見ていたら突然」というように、痛みの生じた瞬間に患者さん自身が何をしていたのかを克明に記憶している、ということもあります。

　ただ、これらは正確には、「痛みのきっかけ」ではないのですよね。痛みが生じたタイミング、痛みの開始時刻ではあるんですが、「○○をきっかけとして痛みが出た」とは違います。胸部不快感や胸痛で大切なきっかけとは、運動や食事、姿勢変化などとの関連です。

　運動をすると胸部不快感が強まり、じっとしていると５分くらいで治るというならば、心臓の需要に血液の供給が追いついていない状態を連想しましょう。

　特にきっかけはないけれど、とにかく突然発症したという場合には、急にどこかが破れた、裂けたなどの病態が連想されます。

　早朝、寝起きとともに胸焼けが強ければ、胃酸の関与を疑います。

　冬の夜明けであれば、冷え込みに伴い血管が収縮することで血液供給が低下することによる狭心症を疑ったほうがいいかもしれません。

　「きっかけ」は、情報の宝庫です。

増悪・寛解因子を大事にしますから

　痛みの経過、特に何をしたらよくなった・悪くなったという訴えをきちんと聞きましょう。きっかけともオーバーラップしますし、時間とも重なります。

　「ニトログリセリンの舌下投与でよくなった」というのも、立派な情報です。ニトログリセリン錠は舌下投与で迅速に吸収され、血管を拡張してくれますので、ニトログリセリンでよくなるならば、血管が狭かった証拠と考えることが多いです。血管が完全に詰まってしまっている場合には、ニトログリセリンを飲んで血管を広げても、もはや開通は望めないでしょう。

　食後はしばらく調子がいいけれど、1～2時間するとまた胸部不快感が出るというならば、食後薄まった胃酸がまた元に戻ることと関係があるかもしれませんね。

痛みの強さで何がわかるか

　痛みが激烈かどうか、というのが重篤性をはかるうえで大切です。患者さん自身の表現する言葉にも気を配りましょう。「例え」が出てくるとわかりやすいこともあります。ナイフで切られたようなとか、胸の上におもりが乗ったようなとか。前者は体性痛の鋭い痛み、後者は内臓痛のぼんやりとした、うずくような痛みを現していると思われます。

　痛みはたいしたことないけれど、不安感が強いという場合。狭心痛などは、痛みよりも不安感のほうが強く感じられるケースもあります。「痛みが強い」というのは早く何とかしたいものですが、「痛みは弱い、しかし何か大きな病気が隠れているかもしれない」というのもまた早く原因を見つけたいものです。強ければ重篤、弱ければ軽症というわけでもないということを心に刻み込みましょう。

場所を探しにいこう!

　狭心痛の痛みは胸骨の裏あたりに重苦しい感じとなって現れますが、逆流性食道炎の胸焼けも似たような場所に出現します。胸部不快感・痛みの場所を聞いただけでは原因に直結しないこともあります。しかし、痛みが体の中心を外れていた場合、指でだいたいの場所を示せる場合には、腹痛と同様に、痛みが体性痛である可能性を考えることができます。

　なお、狭心痛のときには放散痛が出現することがあります。胸以外の痛み(あごとか肩とか)にも注意しましょう。

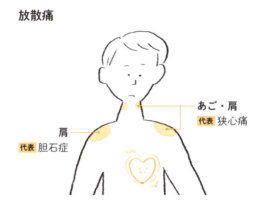

放散痛

痛みだけが症状か？　他に何か症状は？

　上述したように、放散痛（あるいは関連痛）と呼ばれる別部位の痛みには注意です。加えて、咳や呼吸困難を伴っていないか、冷や汗はみられないか。嘔吐は伴っていないか。咳・呼吸困難は呼吸器系を想像させますが、食道への酸逆流によっても咳は生じますし、心不全により酸素化が悪化しているかもしれません。冷汗、嘔吐は自律神経症状として心臓をはじめとする多くの臓器の「重篤な悪化」を反映している場合があります。

　各症状が必ずしも病名と一対一対応していないため慣れが必要ですが、丹念に症状を聞き取ることは患者さんのアセスメントに必ず役立ちます。

時間経過は頭のなかにグラフを描こう！

　痛みの観察に時間経過はとても重要です。痛みが出た瞬間からずっと強烈に痛むのか？　数分ごとによくなるのか？　数日、数か月経って少しずつ痛みが増してきたのか？　狭心痛は一般的に長くても5分程度で治まるとされていますし、心筋梗塞になると痛みはしばらく続くといわれます。これらの鑑別には、時間とともに症状がどのように変化したのかをグラフで表すのがよいでしょう。慣れてくると、実際にグラフを描かずとも、頭のなかで患者さんの症状の推移がグラフのように思い浮かぶようになります。

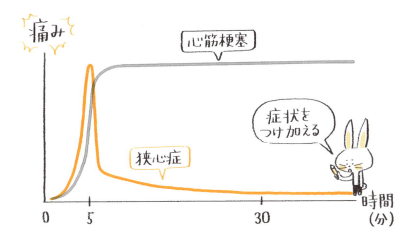

表 胸部不快感・胸痛の「きっとマスカラ強いバタコの時間」のポイント

きっと	きっかけ	**POINT** 痛みはいつどのように生じたか？ ● 突然の激烈な痛み→大動脈解離、肺塞栓症、自然気胸など **POINT** 運動、食事、姿勢の変化と関係があるか？ ● 運動すると強まり、5分程度で治る→心臓での酸素需要に血液の供給が追いついていない状態 ● 特にきっかけはないが、とにかく突然発症した→急にどこかが破れた・裂けた ● 早朝、寝起きとともに胸焼けが強い→胃酸が関与しているかも ● 冬の夜明けに痛みがある→狭心症かも??（決めうちは危険！）
マスカラ	増悪・寛解因子	**POINT** ニトログリセリンの舌下投与でよくなるか？ ● よくなる→血管が狭かった証拠 ● よくならない→血管が完全に詰まっている証拠
強い	強さ	**POINT** 痛みの表現はどうか？ ● 痛みよりも不安が強い→狭心痛には要注意
バタコの	場所と広がり	**POINT** 痛みが他の場所にもあるか？（放散痛） ● 胸以外にもあごや肩に痛みがある→狭心痛かも
	他の症状	**POINT** 別の部位の痛みはないか？ **POINT** 咳、呼吸困難を伴うか、冷汗はあるか、嘔吐はないか（冷汗には気をつけて！）
時間	時間による変化	**POINT** 痛みの持続時間はどうか？ ● 長くても5分程度→狭心症かな ● 5分以上→心筋梗塞かも

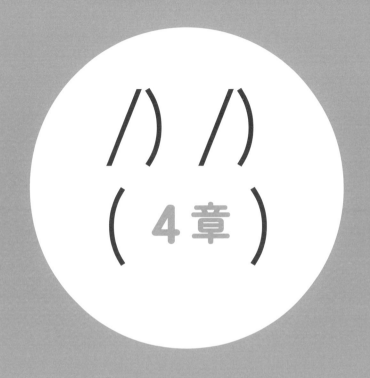

呼吸困難

呼吸の維持はケアの「本丸」です。
かわいいイラストで呼吸生理を理解しつつ（難しいですけれどね）、
患者さんの立ち居振る舞いから「苦しさ」を理解して
ケアにつなげましょう。

(4-1)

命の危機を感じやすい呼吸困難

　本章を書くにあたり、『Dr. 竜馬の病態で考える人工呼吸管理』（羊土社）という本には大きな影響を受けました。高度な内容が非常にわかりやすくまとめられており、田中竜馬先生の学問的姿勢、また筆力に脱帽です。「人工呼吸管理」とタイトルについていますが、呼吸不全の病態生理を考えるうえでも非常にわかりやすい本です。

　また、医師向けの本ですが『私は咳をこう診てきた』（南山堂）という本もすばらしく、随所で参考にさせていただいています。この本には診断学の基本的理念がちりばめられています。亀井三博先生の経験に裏打ちされた豊富な「咳の症例」を経験できるほか、「在宅ケア」「訪問診療」に対する深い愛情もみられ、名著というほかありません。

　息苦しい。ゼェゼェ、ハァハァしている。顔色が青い、あるいは赤い。患者さんを襲う症状のなかでも、一、二を争うほど「患者さん自身の不安をかき立てる症状」、そして「命にかかわっていることが実感される症状」。それが呼吸困難症状です。

　喫煙者は次第に減っているとはいいますが、慢性病棟には慢性閉塞性肺疾患（COPD）の患者さんがあふれていますし、外来には喘息に苦しむ老若男女が多く訪れます。呼吸器感染症、うっ血性心不全、逆流性食道炎など、さまざまな病気によって呼吸困難症状が出現します。ポピュラーな病態であり、医療が立ち向かっていかなければいけない「本丸」の1つです。

　呼吸不全の多くは一朝一夕に改善することはなく、病院と長くおつき合いしなければいけないことが多いです。一方、ただちに命にかかわるような呼吸不全も存在します。病態を正しく理解し、症状から患者さんに何が起こっているのかを冷静に分析し、少しでもつらさと不安を解消できるようなケアを心がけましょう。呼吸するだけでへとへとになってしまうような患者さんの生命を維持し、生活を維持していくのは、医療者の腕の見せどころです。

呼吸って何？
呼吸に異常が生じるってどういうこと？

　呼吸不全はどんな病気によって引き起こされるのでしょうか。肺が悪いと呼吸不全になる？　確かにそういうことは多いですが、原因が肺にあるとは限りません。

　呼吸とはなんなのかを、きちんと考えましょう。

　呼吸の大事な仕事は2つです。「酸素を血液の中に入れる」+「二酸化炭素を血液から取り出す」。この2つを同時に行う場所が肺です。

　酸素はどこからやってきて、二酸化炭素はどこに去っていくのか。いずれも、「外気」です。外気と血液の間で、酸素と二酸化炭素のやりとり（ガス交換）をするのが呼吸です。

　外気と血液は直接混じり合うわけではありません。空気中に血液が出てしまったら、それは出血ですよね……。外気と血液は直接触れ合うわけでもありません。外気と血液が薄皮1枚を隔てて隣り合って、酸素や二酸化炭素のやりとりができるように、肺は精巧につくられています。

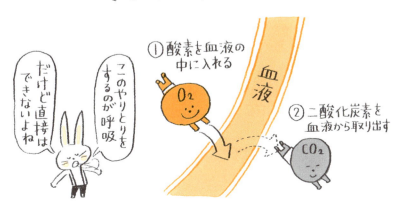

外気と血液が隣接している、という状態。これが大切です。ガス交換の場において、外気は肺胞の中に、血液は血管の中に。それぞれの部屋の中に、役者がそろいました。

- **外気と、血液**
- **肺胞と、血管**

　これらの間で、

- **酸素と、二酸化炭素**

を交換するのです。

[肺胞でのO_2とCO_2のやりとり]

コレがうまくかみ合って「呼吸に問題がない」状態だよ

これらがすべてうまくかみ合ってはじめて、呼吸が問題なくできている状態が達成できます。具体的にはこうです。

1　肺胞内に外気がきちんと入ってきて、出ていく（換気）。

2　血管内に血液がきちんと通り、その後、左心系へ送り出される（血流）。

3　外気と血液が隣接し、酸素や二酸化炭素が両者の間を移動する（交換）。

逆に、

1'　肺胞内に外気が出入りできない（換気の異常）。

2'　血管内に血液が通っていない（血流の異常）。

3'　外気と血液が隣接していない（ガス交換の異常）。

これらが、呼吸困難を起こす原因となるわけです。

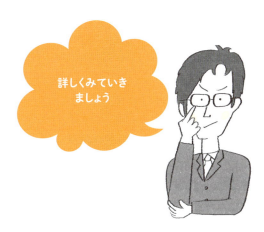

詳しくみていきましょう

1' 肺胞内に外気が出入りできないのはどういうとき？

　空気がうまく取り込めない、吐き出すことができないということです。窒息、という言葉が思い浮かびます。のどに餅を詰まらせたらこうなります。気管や気管支に何かが詰まっている状態。

　でも、気道閉塞以外にも原因がありえます。例えば、脳や神経に異常があり、呼吸の際に横隔膜や胸郭を動かせなくなると、気道閉塞がなくても空気の入れ換えができなくなります。ほかにも、筋肉に異常があっても、やはり横隔膜が動かせません。これらのときには、患者さんは息苦しくとも、胸を膨らませることがうまくできません。

　ほか、気胸になると、肺をうまく膨らませることが困難になります。この場合は、患者さんは必死で胸を動かすのですが、胸腔内の陰圧が保てず、胸や横隔膜がいくら動いても肺が膨らんでくれないので、ハァハァと苦しそうに肩で息をするタイプの呼吸困難となります。

　これらのいずれにおいても、換気の異常が起こりえます。

1　脳の異常で胸が動かない（胸や横隔膜が動かせないから肺が広がらない）。
2　筋肉の異常で胸が動かない（胸や横隔膜が動かせないから肺が広がらない）。
3　神経の異常で胸が動かない（胸や横隔膜が動かせないから肺が広がらない）。
4　気胸のせいで肺が広がらない。
5　気管が詰まっている、細くなっている。
6　気管支が詰まっている、細くなっている。

　いずれも、「肺胞内に外気が出入りできない理由」です。

2' 血管内に血液が通っていないのはどういうとき?

　重要かつ重篤な状態が考えられます。例えば、肺塞栓（はいそくせん）が代表です。肺に血流を送り込む血管が詰まってしまいます。いくら肺胞内を換気したところで、酸素を受け渡すべき血液が肺に届いていないので、全身に酸素を届けることができなくなります。

　ほかにも、心臓の機能や構造に異常があると、肺にあまり血液を送り出せなくなるため、やはりいくら換気をしようが血液に酸素を渡せなくなってしまいます。

1　血管が詰まっている。
2　心臓に問題があり、肺にあまり血液がこない。

　これらが、「血管内に血液が通っていない理由」です。

3' 外気と血液が隣接していないのはどういうとき?

　最初はイメージしづらいかもしれませんが、ちょっと考えるとわかります。肺胞内の換気がしっかり行われており、血管の中にも元気に血液が流れていても、これらが薄皮1枚で隣接していないと……。つまり、外気と血液が隣接している状態ではないと、ガス交換というのはうまくいかないのです。

　通常、肺胞のまわりにはぴったりと毛細血管が寄り添っています。しかし、何らかの原因で、肺胞と血管の間にすきまが空いてしまうと、換気と血流が保たれていてもガス交換がうまくできなくなります。肺水腫、肺炎、肺線維症などで、この「肺胞と血管の間にすきまが空く」状態が起こりえます。

　肺水腫や肺炎においては、肺胞間質と呼ばれる、本来は毛細血管くらいしか存在しないスペースに水がたまってしまいます。すると、薄皮1枚で隣接していた肺胞と血管の間にも水がたまり、ガス交換がうまくできなくなります。

　間質性肺炎や肺線維症などにおいては、水だけではなく線維も増えてきて、やはり肺胞と血管の間に「邪魔者」となって立ちはだかります。

　水なら利尿薬(尿を多く出す作用をもつ薬)などですぐに治療できそうですけれど、線維となると「硬そう、手強そう」ですよね……。そういうイメージがあるとわかりやすいでしょう。

　なお、肺炎などのときには、肺胞内にも水がたまってしまうことがあります。これは一種の窒息(換気の異常)にも当たるのですが、ガス交換にも影響するため本章で扱っておきます。ま、細かいことはいいです。

1　肺胞のまわりに水がたまっており、肺胞と血管の間が空いている。
2　肺胞のまわりに線維が増えており、肺胞と血管の間が空いている。
3　肺胞の中に水がたまっており、肺胞内空気と血管の間が空いている。

これらが、「外気と血液が隣接していない理由」です。

　P.98 に原因ごとに病名をあてはめた表をつくってみましたが、うーん、こういう羅列はこの本が本来やりたいことではありません。参考程度で結構です。あとで読み返してみるといいかもしれませんね。

　呼吸困難の原因がこのどこに属するかによって、患者さんの状態や診察結果、検査データなどがすべて少しずつ異なります。疾病学（診断名から検索して勉強する学問）に疲れたら、この表を見直してみるといいかもしれません。

呼吸が問題なくできている状態とそれに異常が生じたら…

1' 換気の異常
肺胞内に外気が出入りできない

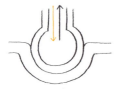

2' 血流の異常
血管内に血液が通っていない

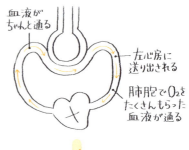

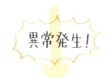

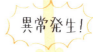

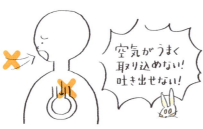

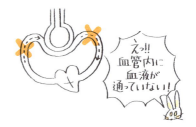

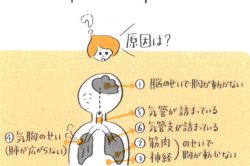

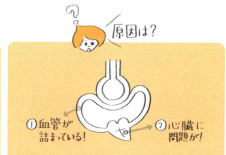

3' ガス交換の異常
外気と血液が隣接していない

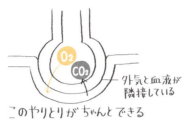

このやりとりがちゃんとできる

異常発生！

外気と血液が隣接していない

原因は？

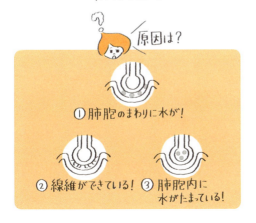

① 肺胞のまわりに水が！
② 線維ができている！
③ 肺胞内に水がたまっている！

表 呼吸困難の原因のまとめ

1' 肺胞内に外気が出入りできない	1 脳の異常で胸が動かない	●麻薬中毒など
	2 筋肉の異常で胸が動かない	●筋萎縮性側索硬化症（ALS） ●重症筋無力症 ●あと意外と大事なのが疲労
	3 神経の異常で胸が動かない	●ギラン・バレー症候群 ●フグ毒など
	4 気胸のせいで肺が広がらない	●気胸など（そりゃそうだ）
	5 気管が詰まっている、細くなっている	●異物誤嚥 ●気管にできた腫瘍など
	6 気管支が詰まっている、細くなっている	●痰詰まり ●腫瘍 ●喘息 ●気管支炎など
2' 血管内に血液が通っていない	1 血管が詰まっている	●肺塞栓など
	2 心臓に問題があり、肺にあまり血液がこない	●心房中隔欠損（ASD） ●心室中隔欠損（VSD）など（ちょっとまれ）
3' 外気と血液が隣接していない	1 肺胞のまわりに水がたまっており肺胞と血管の間が空いている	●多くの肺炎や肺水腫（肺水腫の原因としては心不全が多い）
	2 肺胞のまわりに線維が増えており、肺胞と血管の間が空いている	●肺線維症など
	3 肺胞の中に水がたまっており、肺胞内空気と血管の間が空いている	●肺水腫 ●急性呼吸促迫症候群（ARDS）など

(4-3) 呼吸困難を訴える患者さんに欠かせない検査データ

さて、ちょっと寄り道です。

呼吸困難を訴える患者さんをアセスメントするうえで、どうしても避けて通れないのが、検査データの読みかたです。パルスオキシメーターで簡易的に測定できるのは以下のことです。

- 脈拍数
- 経皮的酸素飽和度

経皮的酸素飽和度は、血液の中にどれくらい酸素が溶け込んでいるかをパーセント表示したもの。saturation of percutaneous oxgen を略して SpO_2 といわれます。いわゆる「サチ」。サチちゃんは、サチュレーションっていうんだホントはね。

[呼吸困難の患者さんに欠かせない検査データ]

パルスオキシメーター
- 脈拍数
- SpO_2
  血液中の酸素の割合

動脈血液ガス測定
- PaO_2
  血液中に 酸素 がどれくらい溶け込んでいるのかを圧表示
- $PaCO_2$
  血液中に 二酸化炭素 がどれくらい溶け込んでいるかを圧表示

ですが、さらに、動脈血液ガス測定(いわゆる「けつがす」)によって、

- 動脈血中酸素分圧(血液の中にどれくらい酸素が溶け込んでいるかを圧表示したもの、PaO_2 と示す。「a」は動脈 artery の意味)
- 動脈血中二酸化炭素分圧(血液の中にどれくらい二酸化炭素が溶け込んでいるかを圧表示したもの、$PaCO_2$ と示す)

を把握すると、グッと病態がわかりやすくなります。

　ベッドサイドでの患者さんのアセスメントは基本的に会話と診察で行っていきたいところですが、呼吸不全をきちんと考えようと思うと、検査データを無視することはできません。ま、ここをしっかり勉強したあと、最後にはまた「症状」に戻りますので、もう少しおつき合いください。

4 章 ▶ 呼吸困難

正常な呼吸のしくみをみてみよう

　動脈血中酸素分圧などの説明の文章が書いてある前ページ、遠目に眺めると漢字と英語で、もうわけがわからなくなってきますね。医学ってそういうところありますね。

　でも大切なのは、外気と血液の間で、酸素と二酸化炭素を交換するということだけ。酸素はO_2、二酸化炭素はCO_2です。図を見ながら、気楽に理解しましょう。まずは正常の呼吸をゆっくりみていきます。

　外気には、酸素が約 30％含まれています。二酸化炭素はわずか数％です。空気圧に換算すると、外気中の酸素分圧は 160 mmHg 程度、二酸化炭素分圧は、ほとんどゼロと考えてよいです。

　これが口に入り、気管を通って肺胞までたどり着くと、少しだけ圧が変わります。気道内は少し蒸れている（水蒸気がある）のと、肺胞という袋小路には二酸化炭素が常に少したまった状態になっているので、肺胞内での酸素分圧は 100 mmHg に低下、二酸化炭素分圧は 40 mmHg 程度に上昇します。

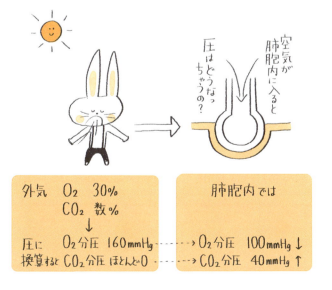

空気中の酸素がそのまま肺胞に満ちているわけではないということですね。でも、細かいことはいいです。血管と接する「肺胞内」の酸素分圧は100mmHg、二酸化炭素分圧は40mmHg。これがベースになるということです。

　次に、血液のほうをみてみましょう。
　肺胞のそばを通る血管に、全身を回って酸素を放出しきった血液が入ってくる。この血液には全身各所から集めた二酸化炭素が多めに含まれています。圧に換算すると、心臓から肺に入ってきたばかりの血液の酸素分圧は約50mmHg、二酸化炭素分圧は約45mmHgくらい。
　酸素は肺胞内の酸素分圧よりもだいぶ少ないです。一方、二酸化炭素は肺胞内よりもちょっとだけ多いくらいですね。
　では、ガス交換を始めましょう。

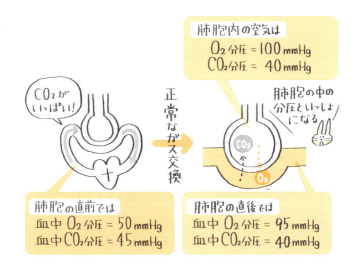

肺胞に常に新鮮な外気が流れ込んでいる状態では、血中の酸素や二酸化炭素の濃度はすぐに肺胞内の濃度と同じになります。血中ヘモグロビンに酸素が結合して、血中酸素分圧 PaO_2 は肺胞内の酸素分圧とほぼ同じ 100 mmHg 程度に回復します（実際にはちょっと誤差があって 95 mmHg くらいが正常の値）。血中二酸化炭素分圧 $PaCO_2$ は肺胞内の二酸化炭素と同じ 40 mmHg にまで減少します。血中の酸素・二酸化炭素が、先ほどベースになると言った肺胞内の分圧とほぼ等しくなります。

　「血管内の酸素・二酸化炭素の濃度は、血液が肺胞の隣にやってきた時点で、肺胞内の空気と同じになる」。非常に単純です。
　ただ、これは「肺胞の空気が常に入れ換えられて新鮮である（換気ばっちり）」＋「血液が常に循環している（血流ばっちり）」＋「肺胞と血液が薄皮 1 枚で隣接している（ガス交換ばっちり）」の 3 つがすべてそろった状態でのみ起こることです。

(4-5)
呼吸困難の3つの異常を詳しくみてみよう

1' 肺胞内に外気が出入りできない

　肺胞内の空気が「新鮮なものに入れ替えられなくなる」と、血中から放出された二酸化炭素が肺胞の中にたまってしまいます。普通の肺胞に常時たまっている二酸化炭素は40mmHg程度でしたが、「血液から肺胞内にどんどん出てくるのに、気道から外に出て行けない(換気が悪い)」と、どんどんたまって50mmHg、60mmHg、70mmHgと上昇してしまいます。肺胞内の換気が悪くなると、つられて血中の二酸化炭素分圧($PaCO_2$)も50mmHg、60mmHg、70mmHgとどんどん上昇していきます。

　肺胞内に空気が出入りできない➡肺胞内の二酸化炭素を換気できない➡血中の二酸化炭素が濃くなる($PaCO_2$↑、高二酸化炭素血症)。

　二酸化炭素が出ていけないだけではなく、酸素も入ってこられないので、血中の酸素が薄くなる(PaO_2↓、低酸素血症)ことも起こります。ただ、まずは「換気が悪いと $PaCO_2$ が上がる」ことを記憶しておきましょう。

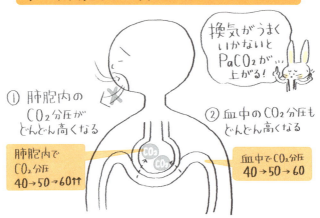

2' 血管内に血液が通っていない

これに対し、肺胞に隣接する血管に血液がこない状態ではどうなるでしょう。肺胞内には常に新鮮な空気が出入りしていますが、そこに血液がたどり着かないのでガス交換が起こりません。

つまり、これも$PaCO_2$↑（高二酸化炭素血症）、PaO_2↓（低酸素血症）が起こります。なんだ、さっきと一緒じゃないかって？

大きな違いが1つあります。この場合、肺胞内への空気の出入りは正常なのに、そこに血液がやってきていないわけですから、いくら高濃度の酸素を投与して肺胞内の酸素分圧を上げても、いっこうに低酸素血症がよくなりません。血流の異常があるときには、酸素投与への反応が悪いのです。また、患者さんがいくらハァハァ呼吸をして二酸化炭素を出そうとしても、肺胞内の空気が入れ替わるだけで、いっこうに血中の二酸化炭素が減りません。

「血流が悪いと、酸素投与してもPaO_2がよくならない」を覚えましょう。

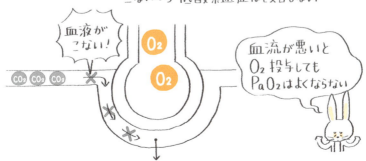

3' 外気と血液が隣接していない

　これは少々複雑です。しかし、ここに肺の病気の本質があります。
　肺胞には新鮮な空気が出入りしている。血流もある。しかし、「外気と血液の間に距離がある」ということがあります。ガス交換は非常に繊細なシステムで、「空気と血液が隣接している状態」を保つために肺胞は高度な構造をつくり上げています。
　ここで、気腔と血液の間に、水、炎症細胞、線維化、硝子膜と呼ばれるバリアなど、さまざまなものが存在する「異常」が起こると、ガス交換は一気にうまくいかなくなります。特に、圧勾配に従って単純に移動する二酸化炭素と比べ、酸素の交換は劇的に調子が悪くなってしまいます。

　少し詳しく解説します。
　①肺胞と血管の距離が空いてしまう場合、②肺胞内に水や炎症細胞、硝子膜などが充満してしまう場合の2通りがあります。
　前者は例えば間質性肺炎という病気で、肺胞隔壁と呼ばれるスペースに線維成分が増えることで起こります。後者はたとえば急性の肺炎で、肺胞内に炎症細胞や硝子膜と呼ばれる物質がたまることにより起こります。これらの場合、二酸化炭素は「すきまを縫ってなんとか血液から気腔に逃げ出すことができる」のですが、酸素交換はうまくいかなくなります。つまり、「$PaCO_2$ は正常だが PaO_2 だけが下がる」ことになります。血中の酸素化が悪い（PaO_2 が上がらない状態をいいます）と、患者さんはハァハァと激しく換気しますので、$PaCO_2$ はむしろ正常からさらに低下する（過換気状態）こともあります。
　「外気と血液が隣接していないと、$PaCO_2$ は上がらないが PaO_2 は下がる」を覚えましょう。

　さて、少々頭が痛くなるような、数字・検査値を使った病態生理学のお話を続けてきました。一度読んだだけではなかなか頭に入ってこ

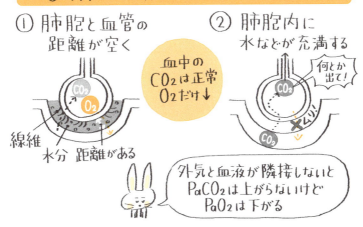

ないでしょう。でも、日常的に $PaCO_2$ や PaO_2 の値を見ているとなんとなく意味がわかってくると思います。

ポイントは3つ。

1'　肺胞内に外気が出入りできない　→「換気が悪いと $PaCO_2$ が上がる」
2'　血管内に血液が通っていない　→「血流が悪いと酸素投与しても PaO_2 がよくならない」
3'　外気と血液が隣接していない　→「外気と血液が隣接していないと、$PaCO_2$ は上がらないが PaO_2 は下がる」

これらをふまえたうえで、本書のやりかたに戻りましょう。すなわち、患者さんをみて、患者さんの話を聞いて、病態を予想するほうに進むことにします。

呼吸困難を訴える場合のみかた

　呼吸困難を訴える患者さんに出会ったら、まずは患者さんの口から、患者さんの言葉でつらさを語っていただきましょう。苦しんでいる患者さんはしゃべるのもつらいことがありますが、そんなときでも「どのようにつらいのだろうか？」というのを、患者さんの姿をしっかり見て、出づらい言葉を拾い挙げて、優しく寄り添いながらアセスメントを心がけます。

　一口に「呼吸が苦しい」といっても、いろいろな訴えがあります。
　例えば「胸が詰まって苦しい、胸が締め付けられて苦しい」という表現が「息苦しい」の文脈で語られることがあります。このような症状を訴える病気の1つに、喘息があります。喘息は、軽いものから呼吸停止・心停止に至る重篤なものまで、さまざまです。末梢の細気管支レベルで気管支が細くなってしまうことで、

1'　肺胞内に外気が出入りできない
-6　気管支（太いところから細いところまでいろいろ）が細くなる

という病気です。末梢の細気管支が細くなっているために、肺野の聴診でヒューヒューという音（喘鳴）が聴こえます。ただし、診察時に発作が起こっていれば喘鳴は聴診可能ですが、「昨日の夜中息苦しかったんだけど、今はなんともない」という人の肺を注意深く聴いても、なかなか喘鳴は聞こえません。発作時に診断をつけなければいけないわけです。
　ところで、胸が苦しいのは「胸部不快感」ですよね。つまりは、心臓など呼吸器とは異なる場所に原因があるかもしれません。長年喘息発作に苦しんできた人があるとき「急に」胸が苦しくなってゼェゼェし出した場合、それは喘息発作かもしれませんが心筋梗塞かもしれないのです。さらに、肺は肺でも肺塞栓かもしれません。

4章 ▶ 呼吸困難

　「急に息苦しくなった」という患者さんの訴えをしっかりと受け止めるということは、「息苦しい、つまり呼吸困難、だから肺だね、肺なら喘息だな」と安易な解釈をするということではありません。患者さん自身が訴えている言葉を慎重にアセスメントすると、「息苦しい」というのが「呼吸が苦しい」のか、「胸が苦しい」のか、問診だけである程度わかります。

　呼吸が苦しいならば、次の3つの原因、

1' 肺胞内に外気が出入りできない
2' 血管内に血液が通っていない
3' 外気と血液が隣接していない

のどれなのだろうかと考えなければいけません。すぐサチを取ったところで、病態には迫れませんよ。聞いて考えることこそが重要です。

　呼吸困難を考えるうえで、患者さんの話を聞くうえで、やはり役に立つのは「きっとマスカラ強いバタコの時間」です。

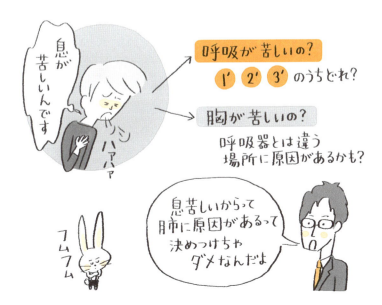

呼吸困難の"きっと"：きっかけ

　まず、「きっかけ」。これがものすごく大切です。

　運動したときに苦しくなる、階段の上り下りでハァハァしてしまうと言われてぱっと思い浮かぶのは、心臓が悪くて呼吸が苦しいパターンです。他に、例えば間質性肺炎という肺の病気でも、運動したときに息が苦しくなることは起こりえます。

　うっ血性心不全による肺水腫(肺の中に水がたまる)では、肺胞と血管の接する部分に「水」がたまります。一方、間質性肺炎では、肺胞と血管の接する部分に「炎症細胞」が増えます。いずれも肺胞と血管の距離を離してしまい、「**3'** 外気と血液が隣接していない」状態がつくられるという共通点があります(なお、この状態の正式名称を拡散障害といいます。拡散障害の初期には、安静時は低酸素血症になりにくいのですが、労作時に低酸素血症を呈するという特徴があります)。

　一方、きっかけと言えるほどのイベントはなくて、突然発症した場合、すなわち「安静時か労作時かを問わない急性発症の呼吸困難」となると、考えるべき疾患はがらっと変わります。

　高度の喘息、心筋梗塞、肺塞栓、緊張性気胸などが特徴的で、ただちに鑑別診断を進めないと命にかかわることがあります。もしかしたら異物誤嚥による気道閉塞かも？　痰が詰まったのかも？　病棟に入院している患者さんでも、「突然ハァハァと息苦しそうになる」ことはしばしばありますね。痰を吸引しつつ、人工呼吸器を入れても酸素が一向に上がってこないとしたら、

2'　**血管内に血液が通っていない** ➡ 「血流が悪いと酸素投与しても PaO_2 がよくならない」

かもしれません。すなわち、肺塞栓かもしれません。長期臥床で肺塞栓のリスクが高い患者さんであれば、心臓のアセスメントを合わせて

行うべく、緊急での心エコー、場合によっては心臓カテーテルが必要となるでしょう。

「きっかけがどうというよりも、とにかく最近ずっと調子が悪い。ずっと続いている」という場合には、慢性閉塞性肺疾患（COPD）などのほうが考えやすいです。「最初は運動しているときにハァハァしていたけど最近はいつもだよ」と言われたら、心臓がだんだん悪くなっているのかな、あるいは間質性肺炎がだんだん悪くなっているのかも、などと考えていきます。

そういえば最近引っ越したんだけど、それから夜中息苦しくて目が覚めるようになった。部屋の模様替えをしたり、何か環境が変わるようなことがあった。このような環境の変化は、アレルギーの存在を疑わせます。喘息を考えるうえではアトピー性疾患の既往を聞くことも重要です。ペットを飼っていますか？　田舎のおばあちゃんの家で寝泊まりしましたか？　1個1個をしらみつぶしに聞くことはできないので、「息が苦しくなり始めたころに、自分の環境が何か変わったことはありましたか？　引っ越しとか、ペットとか、旅行とか……」などと、うまく患者さん自身に尋ねて、思いついてもらわなければいけません。

「先週風邪を引いていたんだけど、1週間後くらいから息苦しさが増した」となると、上気道感染が悪化して、肺炎を併発しているかもしれませんね。

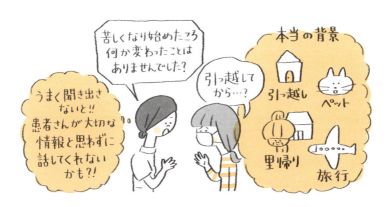

呼吸困難の"マスカラ"：増悪・寛解因子

「マスカラ」の増悪・寛解因子で大事なのは、姿勢と運動です。運動については「きっかけ」のところで触れました。姿勢で大切なのは「起きて体を起こしていると呼吸ができるんだけれど寝ていると苦しい、横になれない」という状態です。体を起こしていないと呼吸が苦しい状態を起座呼吸といいます。

起座呼吸の原因としては、「肺に水がたまる病気」を考えましょう。うっ血性心不全による肺水腫では、心臓が悪くて肺にある血液をうまく排出できないため、肺に水がたまります。体を起こしていれば、肺の水は血管に流れ込んで引けていくのですが、体を寝かせていると重力によって肺の含む水分量が増えてしまい、肺胞と血管の距離がよけいに広がって、呼吸困難が強くなります。また、高度の肥満の人では、横になると内臓が横隔膜を押してしまい、うまく肺が広がらなくなって苦しい、ということも起こります。

横になるのと少し近いですが、「睡眠中に息苦しくなる」も覚えておきましょう。夜間の呼吸困難といえば、うっ血性心不全、喘息です。また、逆流性食道炎があると、夜中に気道が刺激されて喘息を誘発することもあります。

あまり経験する頻度は高くないものの、横臥呼吸（おうが）というのを知っておくと自慢できます。起座呼吸とは逆で、立っていると呼吸困難が出て、寝ると呼吸困難が改善する状態です。横臥呼吸が起こる代表的な疾患は肝硬変に伴う肝肺症候群です。肝肺症候群のメカニズムはちょっと難しいのですが、読み物だと思って読んでみてください。

肝臓が悪い患者さんでは、全身の毛細血管が拡張することがあります。肺においても、肺胞周囲の血管が拡張することがあるのですが、肺胞周囲の血管の血流量が増えると、換気のペースを上回る勢いで血流が肺を通過してしまい、酸素化が間に合わなくなるのです。先の説

明でいうと、「**3'** 外気と血液が隣接していない」が一番近いです。正確には、肺胞と血管は隣接しているのですが、血管が広がってしまったせいで、血流という川の流れのヘリには酸素が入ってくるけれど、川の流れの中央部には酸素が届かない状態です。こうなると、心臓ががんばって肺に血流を流し込んでも（むしろ血流は増えている）、すべてを酸素化できない状態が続くので結果として低酸素血症が生じます。「血管拡張による呼吸困難」の説明です。ややトリッキーですね。

ところで、立っているときよりも寝ているときのほうが、重力の関係で肺に血液が通りやすくなります。でも、健康な人にとって、寝ているときに肺にたくさんの血液を流すことはあまり必要がありません（むしろ無駄です）。ですから、人間の体は、横になると、肺の血管を少し絞って血液量が増えないように調節するしくみがあります。肝臓が悪い人にもこのはたらきが作用し、横になると血管が少し絞られます。すると、もともと拡張していた血管が本来のサイズに戻って、呼吸困難が少し改善するのだろうといわれています。

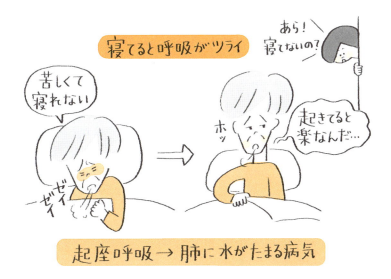

呼吸困難の"強い":強さ

　「強さ」。息苦しさの強さ、呼吸困難の程度は、PaO2、PaCO2などの数値で定量するのもいいですが、じつは患者さんの見た目でもある程度わかります。特に、「患者さんがどれだけ苦労して呼吸しているか」を把握することは、ケアのゆくえを左右します。

　「首回りの筋肉(胸鎖乳突筋)が浮き上がっている」「鎖骨の上のくぼみがすごくへこんでいる」「膝に両手をついてイスに座っている姿勢(三脚体位といいます)」。これらはすべて、呼吸をするときに筋肉がすごく努力している証拠です。

　例として、喘息のように気道が狭くなってしまうと、すごくがんばって呼吸をしないと換気が悪くなるので、患者さんは普段呼吸に用いる肋骨まわりの筋肉だけではなく、胸鎖乳突筋のような呼吸補助筋を使って、必死で呼吸をします。

　また、肺線維症のように肺胞と血管の間に線維が増える病気では、拡散障害を起こすと同時に、肺自体が硬くなり、肺活量が減り、肺の動きも悪くなります。このとき、硬い肺を必死で動かそうとしてやはり呼吸補助筋を使います。鎖骨の上のくぼみがすごくへこむ、というのは、胸腔内を陰圧にして肺を膨らませるときに、陰圧を強くかけすぎて皮膚がへこんでしまうことを意味します。シェイクみたいなものをストローで思い切り吸おうとするとき、口の中は「陰圧」になり、圧の低いところにシェイクが流れ込むわけですが、このときほっぺたはへこみますよね？　へこむほっぺたに相当するのが鎖骨上のくぼみだと考えてください。膝に両手をついて椅子に座る姿勢、喫煙習慣のある高齢者が外来でこの姿勢をとっているのをよく見ますが、あれは姿勢が正しいだけではなくて、へとへとなのです。みなさんも全力疾走したあとに、呼吸を整えるとき思わず膝に手を当ててしまったことはありませんか？

これらの見た目、動きはいずれも、呼吸をするのに大きな努力を必要とする状況、呼吸のために筋肉が疲労している状況を示します。ヘビースモーカーの人の首には胸鎖乳突筋が浮き出ていますが、これも、胸鎖乳突筋という呼吸補助筋を使わないと呼吸が保てないことを意味します。

　強調しておきたいのは、疲労した筋肉はいずれ限界を迎えるかもしれない、ということです。COPDで呼吸努力を繰り返している人が喘息を発症し、$PaCO_2$はかろうじて保たれているがPaO_2がやや低くなってきている、そして胸鎖乳突筋はパンパン・ガチガチに張っている……となると、検査値がまだ悪くなっていなくても人工呼吸器による補助を検討したほうがいいかもしれません。筋肉はもう限界かもしれないからです。

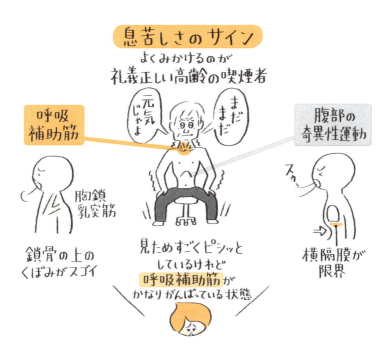

ほか、「腹部の奇異性運動」というのがあります。普通、息を吸うとおなかはふくれますね。でも、奇異性運動を示す患者さんは息を吸うと、逆におなかがへこみます。これは、胸腔内の陰圧によっておなかの中身も引っ張られている状態であり、じつは、横隔膜がもう限界であるサインです。横隔膜という巨大な呼吸筋が限界を迎えている状態では、近々、自分の筋肉だけで呼吸する限界がやってきます。奇異性運動を見たら、$PaCO_2$ や PaO_2 の値にかかわらず、患者さんの呼吸を人工呼吸器で支えてあげないといけないかもしれない……と考えておくほうがよさそうです。

　このあたりは、診断につながるというよりは、いかに呼吸を維持するかというケアの分野ですね。とても大切なアセスメントだと思います。

呼吸困難の"バタコの"：場所と広がり、他の症状

「場所」。場所といっても、呼吸困難という症状に場所の違いはあまりありませんね……。バタコのバは、呼吸困難のアセスメントにおいてはあまり意識しなくてよいかもしれません。

「他の症状」。

呼吸困難の患者さんにとっては、「息をできない」という症状が強すぎるためか、他の症状まではなかなか気がつきません。せいぜい申告できて、「痛み」まででしょう。強い胸痛の存在は、心筋梗塞、時に肺梗塞の可能性を考えさせます。

ほか、患者さん自身が気づかなくても医療者がみつけることのできる症状があります。皮膚の色を見ましょう。チアノーゼ（低酸素の印）はないでしょうか？ 首を見て頸静脈が浮き上がっていたら、静脈の血液がうまく心臓に帰っていっていない、つまり渋滞を起こしているわけですから、うっ血性心不全の可能性が頭に浮かびます。手のひらにクモ状血管腫がないでしょうか（肝硬変のサイン）。おなかに血管は浮き出ていませんか（肝硬変のサイン）。腹部の奇異性運動については先ほども触れました。指先に「ばち指」という特徴的な形状変化が出ることがありますが、これは末梢の低酸素を反映した、慢性の、特に肺線維症を示唆する所見といわれています。関節痛がある場合には、膠原病があって肺疾患を合併しているかもしれません。

これらはいずれも診断の一助となります。ただ、診断を決めるためだけでなく、患者さんをくまなく、優しく支える目線の一環としてアセスメントを進めることが大切です。

ばち指

呼吸困難の"時間"：時間

「時間」。「きっかけ」の項目でも少し触れましたが、突然発症したのかどうか。おさまったのか、おさまっていないのか。少しずつ悪くなっているのか。これらをしっかりと把握しましょう。グラフはいつだって多くのヒントをくれます。

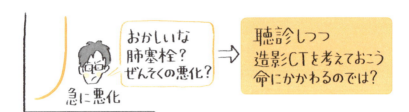

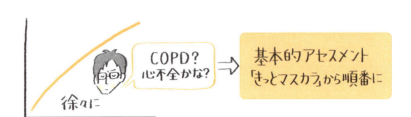

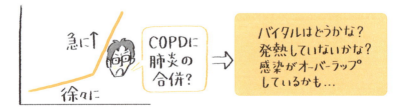

4章 ▶ 呼吸困難

まとめ 呼吸困難の「きっとマスカラ強いバタコの時間」のポイント

きっと	きっかけ	**POINT** 運動時に増強するか？ ● 運動時に苦しくなる→心臓が悪くて呼吸が苦しい（心不全？）、間質性肺炎？ **POINT** 安静時・労作時を問わない急性発症か？ ● 安静時・労作時を問わない急性発症の呼吸不全→高度の喘息、心筋梗塞、肺塞栓、緊張性気胸 **POINT** 人工呼吸器との関係は？ ● 痰を吸引しつつ人工呼吸器を入れても酸素が上がらない→肺塞栓 **POINT** きっかけはない ● ずっと調子が悪い→慢性閉塞性肺疾患（COPD）かも？心不全かも？ **POINT** 生活環境の変化はあるか？ ● 引っ越し、部屋の模様替えなどをきっかけに呼吸困難が強くなった→アレルギーをチェック **POINT** 風邪を引いていた ● 風邪を引いて1週間後くらいに息苦しさが増した→肺炎に注意
マスカラ	増悪・寛解因子	**POINT** 姿勢はどうか？ ● 起座呼吸→うっ血性心不全、高度の肥満 ● 横臥呼吸→肝硬変に伴う肝肺症候群 **POINT** 睡眠中はどうか？ ● 夜間の呼吸困難→うっ血性心不全、喘息、逆流性食道炎など
強い	強さ	**POINT** 苦労して呼吸しているサインが現れているか？ ● 胸鎖乳突筋が浮き上がっている ● 鎖骨の上のくぼみのへこみの程度が強い ● 膝に両手をついて椅子に座っている姿勢をとっている
バタコの	場所と広がり	あまり意識しなくてよい
	他の症状	**POINT** 皮膚の色・状態などはどうか？ ● チアノーゼ→うっ血性心不全など ● 手のひらのクモ状血管腫→肝硬変 ● おなかに血管が浮き出ている→肝硬変 ● ばち指→肺線維症など ● 関節痛がある→膠原病に肺疾患を合併しているかも？

時間	時間に よる変化	**POINT** 症状が増悪するタイミングはどうか？ ● 急に悪化→肺塞栓、喘息の悪化か？ ● 徐々に悪化→COPD、心不全かも ● 徐々に悪化している途中で症状が急激に悪くなる 　→COPDに肺炎が合併？

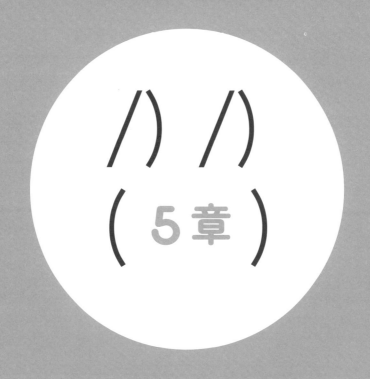

発熱と高体温

カレーは冷めても人間は冷めません。
体温調節のしくみと、体温の異常。
きちんと理解してケアにつなげましょう。
「熱がある」を、発熱かな、高体温かな、と区別できればしめたもの。

(5-1) 「発熱」と「高体温」って同じじゃないの？

本章では、発熱と高体温をテーマとします。

ん？ 「発熱と高体温って同じじゃないの……？」と、疑問に思ってくれた人はいますか？ ぜひ、疑問に思ってください。さあ、ご一緒に。

「ん？ 発熱と高体温って同じじゃないの……？」

われわれ医療者にとって、バイタルサインはすべての基本です。体温、血圧、脈拍数、呼吸数、さらには血中酸素飽和度。患者さんと初めて外来でお会いしたときはもちろんのこと。救急搬送され意識のない患者さんに対してもバイタル。入院している患者さんにも毎朝バイタル。「まずバイタルより始めよ」というわけです。

では、バイタルサインは、医療者だけが測るものでしょうか？ いいえ、違います。今時、どこの家庭にも体温計があります。「夜になって熱が出た」「昨日から熱がある」。患者さんはしばしばこのような訴えをもって病院にやって来ます。熱というのは、「患者さんが最も気軽に自己測定できるバイタル」なのです。

「体がだるい、風邪かもしれない。そう思って熱を測ったら、37.5℃。ああ、風邪だな。冷やそうかな。まあ微熱だから、放っておこう。38℃を超えたら冷やそう」

このような思考は、患者さんにとってごく常識的なものです。熱が出たから具合が悪い？ そんなの、医療者じゃなくても知ってるよ、というわけです。

ただし。

医療現場においては、発熱のもつ意味はもう少し広く、深く、複雑です。昨日と比べて今日は熱が2℃高い。それが何を意味するのかをわかっていないと、患者さんにとってただつらいだけのケアをしいることになるかもしれません。

体温調節のしくみ
―― 人は自分で体温調節できる

まず、体温を測ってみたら、高いとき。大きく分けて、2つの病態があります。

- 発熱　　fever
- 高体温　heat injury, hyperthermia

これらは、医学的には別モノなのです。この章では、この2つの違いを詳しく説明します。ですがその前に、まずは「正常の体温調節」の話を聞いてください。

正常な人体は、体温を非常に厳密にコントロールしています。ちょっとくらい暑いところやちょっとくらい寒いところに長時間いても、体の深部の温度はほとんど変化がありません。

――細かいことを言うと、脇の下（腋窩）と口の中、直腸内温度ではそれぞれ0.5℃弱の違いがありますし、朝起きたとき、昼、夜寝る前では最大で1℃くらいの日内変動があります。つまり、測り方やタイミングなどによって多少のぶれはあります。女性であれば生理周期に応じて0.5℃程度の増減があります。

このように多少の増減はあるにしろ、われわれはおよその平熱をもっており、経験的・感覚的に「これくらいなら普通だな」という温度を知っています。誰もが、「脇の下で測ると平熱は36.5℃くらいで、37℃超えると少し微熱って感じかな……」などと言いますよね。

これってすごいことですよ。

鍋につくったカレーを翌朝まで放っておいたら冷めます。これは、放熱によるものです。放っておけば、熱はどんどん飛んでいって、冷める。

逆に、冷えたペットボトルを夏に放置しておけばどんどんぬるくなるでしょう。吸熱、とでも言うのかな。

鍋やペットボトルと同様、人間の体だって常に放熱したり吸熱したりしているはずなんです。それなのに、体温というのは運動しようが室温が変わろうが、平熱にほぼコントロールされています。とても細かい調節がなされているんです。

なぜ、ここまで細かく体温を調節しなければならないのでしょうか。

ざっくり説明しますと、人体の活動が化学反応（酵素反応など）によって成り立っているから、です。化学反応には至適温度（向いている温度）というのがあり、外界の状態によって体温が変動すると、生きていくために必要な化学反応の効率が落ちてしまうのです。

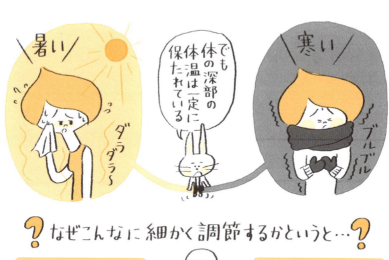

爬虫類っているでしょう。トカゲとかワニとかヘビとか、恐竜もです。あれらは、変温動物と呼ばれています。爬虫類は、暖かいところで体を温めないと行動が遅くなります。ひなたぼっこをしないと活動ができないわけです。寒いと動きがのろくなる。「恐竜は隕石衝突による気候変動で絶滅した」といわれていますが、隕石の吹き飛ばした砂塵によって太陽光が遮られ、地表の温度が下がり、厳しい寒さが長く続いたから絶滅したという説があります。爬虫類は自分の体温を自分で調節できないため、長い寒さに耐えられなかったのですね。

　では、われわれ人類を含む哺乳類はどうでしょう。哺乳類の特徴はいくつかありますが、「体温を自分で調節できる(恒温動物)」というのが最も大きな特徴です。われわれは、体温を綿密に調節しているために、爬虫類よりも生き延びやすかったので、氷河期や隕石による気候変動を生き延びて、現代にこうして繁栄しているわけです。

　これほど細かい調節をしている体温が狂うのは、どういうときなのでしょうか。
　これが、2パターンあるのです。

- 体が「上げようと思って」熱を上げているとき
- 体が「上げたくないのに」熱が上がってしまっているとき

　前者が「発熱 fever」、後者が「高体温 heat injury」です。ようやく出てきましたね。では、それぞれをみていきましょう。

発熱
――体が「上げようと思って」熱を上げているとき

英語ではフィーバーです。フィーバー、フィーバー。

脳下垂体という「熱をコントロールする司令部」が、「今は体温を上げるべき！」と判断して、全身に「発熱せよ！」と指令を出すことで熱が出る状態を 発熱 といいます。ヒーターの設定温度を 24℃から 27℃に上げて、部屋が暖かくなった、というのと同じで、コントローラーをいじって熱を(故意に)上げている状態です。

体がコントローラーをいじって、設定温度を変えてまで熱を上げるのはどういうときでしょうか？

一番大切な病態は、感染症 です。

発熱は、病原体の増殖を抑えたり、一部の病原体を死滅させたりするのに役立っているとされます。また、発熱によってウイルスに感染した細胞が壊され、ウイルスが増殖できなくなるというメカニズムもあるのではないかといわれています。人体は、感染症と戦うために自ら熱を上げているのです。熱が出るときは何となく具合が悪いので、発熱＝マイナス要因と考えがちですが、実際には発熱は、病原体と戦う武器 としての側面をもっています。

具体的に人体がどのように熱を上げるかについても書いておきましょう。発熱と高体温を区別するのに少しだけ役立ちます。

体温を上げるためには、まず、熱を逃がさないようにすることから始めます。手足の血管を収縮させて、手足に血液があまりいかないようにします。こうすることで、末梢から熱が逃げるのを防ぎ、体幹部の温度が上がります。風邪を引いたときにおでこや脇の下が熱いのに、手足が冷えるというのは、体が命令してやっていることなのです。

手足が冷えるとともに、だんだん寒気を感じます。暖かい部屋で布団をかぶって寝たくなりますよね。これも、本能的に、体を温めよう

としているのだといわれています。

さらに、筋肉を運動させることで熱をつくり出します。震えるのです。医学用語ではシバリングといいます。

このほか、肝臓で熱をつくるメカニズムが作用することもあります。いずれも、脳下垂体などが発熱サイトカインと呼ばれる物質を出して、積極的に体内の温度を上げようとして起こっている現象です。

この段階で「熱が出ている！ 体を冷やそう！」と、無理に全身を冷やしたりする(例えば水風呂に入る)と、脳下垂体はびっくりします。

「あれ!? 感染症を倒すために熱を出したいのに、体の熱が上がらない！ まずいな、もっと熱を上げなきゃ！」

となってしまいます。結果、発熱サイトカインが継続的に分泌され、熱はちっとも下がりません(むしろ上がることも)。

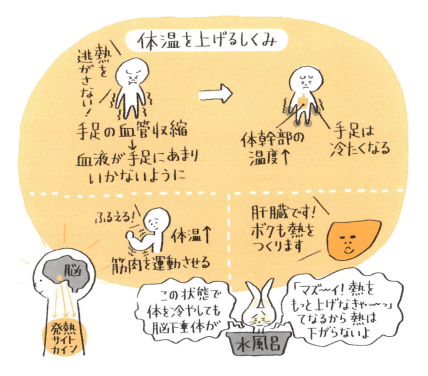

感染症においては、発熱はある程度、体にとって必要な反応であると考えられています。ICU（集中治療室）における重症感染症を対象にした研究では、発熱を抑えても感染による死亡率は下がらなかったといわれています。

　発熱を積極的に下げにいかなければいけないのは、小児の発熱の一部（熱性けいれんの既往がある場合など）、中枢神経系の疾患や出血（外傷含む）に伴う発熱など、限られたケースであるといわれます。熱を下げるべきかどうかの判断は専門医でも難しいときがありますが、大切なのは熱が出たからといってすぐに下げなければいけないわけではない、ということです。発熱 fever の場合、基本的に即座に解熱しなければいけないわけではありません。病棟で、看護師がケアの一環として体をクーリングする必要があるケースは、じつはそう多くはありません。

　では、熱は下げてはいけないのか？　市販の解熱薬は使ってはいけないのか？

　一般的に「風邪で熱が出た」という場合、ウイルス感染によるケースが最も多いです。インフルエンザを含むウイルス感染症では、熱を下げることは、感染症を治すうえで得にも損にもならないといわれています。熱を下げたからといって回復が早くなることはないですし（メリットがない？）、熱を下げたら防御力が下がって回復が遅くなるということもない（デメリットもない？）ようです。

　ただし、ウイルス感染の際に、患者さんが「熱が高くて苦しい」と言うのであれば、解熱薬を使用してもよいでしょう。高熱が続くと熱に伴う頭痛、筋肉痛、関節痛などが出てきて患者さんもつらい思いをします。ウイルス感染を解熱で治すことはできませんが、デメリットもあまりないわけですから、症状を緩和するのは立派なケアの１つです。寒くて具合が悪いと言うならば、温かい格好をしてもらうこともアリです。なお、氷で無理におでこや脇の下を冷やして、冷たさで患者さんが不快になるようなことは避けましょう。

大切なおまけを書きます。

重症感染症の診療において近年問題になっているのは、発熱よりもむしろ低体温のほうです。新生児や高齢者、腎臓や肝臓の機能異常がある人、そして重症感染症・敗血症のときには、熱が上がらず、むしろ深部体温で36℃を下回ってくることがあります。ICU患者の低体温は生命にかかわる危険な状態を意味しますので、熱が上がっていないから感染も軽いだろうと考えてはいけません。

熱は上がっていないが、悪寒戦慄・寝汗があるときには、「感染・発熱しているものとして扱う」のも大切なポイントです。悪寒戦慄や寝汗というのは、体が熱を上げようとしているサインであり、代謝が亢進しているサインです。

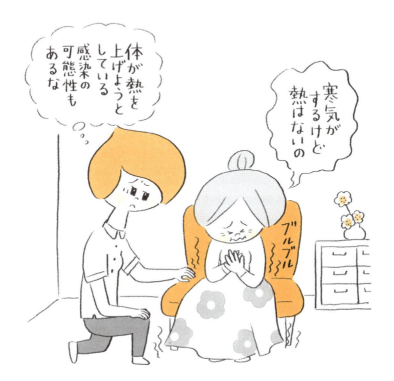

(5-4)

高体温
―― 体が「上げたくないのに」熱が上がってしまっているとき

英語では hyperthermia、あるいは heat injury といいます。後者を直訳すると「熱による傷害」。フィーバーよりもちょっとやばそうです。

高体温は、脳下垂体が出そうとして熱を出しているのとは、わけが違います。

<mark>脳下垂体が体温をコントロールできなくなり、体の思惑を超えて熱が上がってしまっている状態</mark>を、高体温と呼びます。ヒーターのコントローラーをいじっていないのに、部屋の中が蒸し風呂状態になっているということであり、窓を開けるなどして部屋の熱を逃がさないと、いくらヒーターの温度設定を低くしても室温は下がりません。

先ほど説明した発熱 fever の場合は、体が感染などの病気と戦うために熱を上げていますので、どれだけ高熱であっても 41℃くらいまでにとどまります。人間ヒーターの「設定温度」は最高で 41℃だということです。ところが、高体温 hyperthermia の場合には、体温が 42℃を超えてしまうことがあります。ヒーターによって温められているのではなく、外部の熱を取り込みすぎているから起こることです。

高体温の代表といえば、<mark>熱射病（熱中症）</mark>です。高熱・高湿度状態に続けて晒されていると、いくら手足の血管を広げても、いくら汗をかいても放熱ができなくなり、体温が異常に上がってしまいます。ただちに涼しい環境で体を冷やさなければいけません。体の表面を冷却するクーリングも有効となりえます。ただし、昔行われていた「氷で冷やす」方法は、体の表面だけを冷やしすぎてしまい、寒冷刺激によって表面の血管が縮むために、放熱効率が悪くなって体幹の温度がうまく下げられません。そのため、「濡れたタオルをかける」とか「脇の下や鼠径部など、大きな血管が通っているところを集中的に冷やす」ことで体の放熱を促します。近年、熱中症のケア方法はさまざまなメ

ディアにも取り上げられていますので、知っている人も多いでしょう。

なお、解熱鎮痛薬のはたらきは、ヒーターの設定温度を低くすることです。そのため、体がヒーターの設定温度をいじって体温を上げている発熱 fever のときには解熱鎮痛薬は有効なのですが、ヒーターの設定をいじっていないが体温が猛烈に高くなっている高体温 hyperthermia のときには解熱鎮痛薬は無効です。薬では高体温時の体温を下げられない、ということを覚えておきましょう。

救急診療現場で発熱と高体温を区別する場合、参考になる所見があります。発熱の場合には体が放熱を抑えるために末梢の血管を収縮させるので、手足は冷たくなっています。これに対し、高体温のときには皮膚は熱く乾燥していることが多いです。もちろん、高体温には理由があることがほとんどであり、高熱環境下にいたかどうか、高体温をきたすような薬（抗精神病薬が有名）を飲んだかどうかなどをきちんと聴取することが必要です。

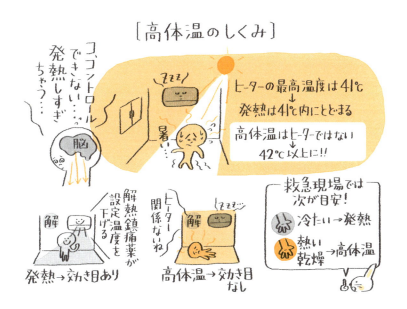

(5-5) 発熱時、何をみるか？

　以上のように、熱がある患者さんはまず発熱 fever なのか高体温 hyperthermia なのか見きわめて、その後の対応を変えていくことになります。

　高体温とはいわゆる熱中症であることが多いですので、患者さんの<mark>来院直前の状態</mark>をきちんと把握しましょう。夏の暑い日に外にいたか？　冷房のない部屋で水分もとらずに長く生活していたか？　高体温の場合には、すみやかに体の熱を下げなければいけません。

　一方で、患者さんが高体温ではなく発熱だとわかったら。大切なのは熱を下げることよりも、「体がなぜ、熱を上げようとがんばっているのか？」を見きわめることです。すなわち、発熱の原因探しをします。

　まず、何よりも重要なのは<mark>バイタルサイン</mark>と<mark>見ため</mark>です。<mark>呼吸数</mark>は非常に大切なサインで、感染症の際には体温よりもむしろ重要かもしれないといわれることもあります。ハァハァしていたら要注意。

　<mark>悪寒、戦慄</mark>がある場合も要注意です。特に、戦慄（強い震え）がある場合には、熱の有無にかかわらず重篤な疾患が隠れている場合があります。

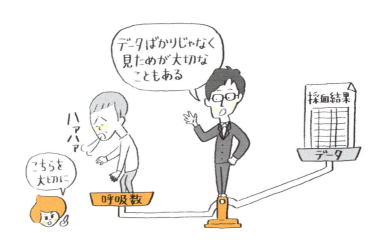

(5-6) 感染症について

　発熱の原因として最もポピュラーなのは感染症です。特に、数日以内に急に熱が出て具合が悪くなったときにはまず感染症を考えます。患者さんも、熱が出たら「カゼかな？」と思っているでしょうが、原則的には医療者も同じことを考えることになります。ただし、非医療者のいう「カゼ」のようなざっくりとした表現ではなく、「どこに、何が感染したのだろうか？」を調べなければいけません。

　発熱した患者さんの病歴を尋ねるときのポイントが、「きっとマスカラ強いバタコの時間」であることは他の症状と変わりません。「どこに、何が感染したのだろうか？」は、バタコのバ(場所)に当たります。

　ここで、大切な分かれ道があります。熱を出した患者さんが、それまで社会で普通に生活をしていたのか、それとも病院に入院していたかによって、どんな感染症を考えるのかが少し変わってきます。それまで社会で生活をしていた人が感染することを市中感染、入院している人が感染する場合を院内感染といいます。この2つでは、それぞれ発熱したときに疑うべき病気の種類が変わってきます。

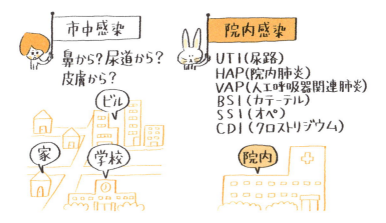

市中感染(それまで社会で生活していた人の感染)を疑う場合

　市中感染を疑う場合の病歴聴取のポイントは、どこから病原体が入って、どこに感染したのかをきちんと見きわめることにあります。人間の体にはいろいろなバリアがありますが、バリアをかいくぐって病原体が感染を引き起こすパターンは、じつはそんなに多くありません。こう覚えましょう。
　「感染は、どこかの穴から体に入ってくる！」
　穴とはどこでしょう。口、鼻、耳、尿道、肛門、腟、そして皮膚の汗腺などです。これらのなかで特に、入り込みやすく、熱を出しやすい場所というのはある程度限られています。そして、感染源を探すときには「穴という穴を見ていく」という気構えで患者さんと向き合わなければいけません。

- 鼻(肺炎、気管支炎、副鼻腔炎など)
- 尿道(腎盂炎、膀胱炎、尿道炎、精巣・精巣上体炎など)
- 皮下(蜂窩織炎など)

などを中心に、市中感染で発熱をきたしたときに見るべき穴をチェックしましょう。ただし、穴を見るといっても、尿道を押し広げなさい、汗腺をおっぴろげなさいというわけではありません。
　場所を絞り込むには、「バタコのタ」が非常に重要です。すなわち、「他の症状はないかどうか」。
　頬を押したら痛いというなら副鼻腔炎かも。寝ている患者さんの背中を見たら赤く腫れ上がっていた、蜂窩織炎ではないか。女性が直腸診で激しい痛みを訴えるなら骨盤内炎症(性感染症など)があるかもしれない、頭痛を伴い項部硬直があるなら細菌性髄膜炎かも？　感染症のアセスメントは、穴という穴をチェックし、発熱以外に症状がないかどうかを全身つぶさに確認することが最も大切です。

院内感染（入院している人の感染）を疑う場合

　院内感染を疑う場合のポイントは、ちょっと違います。入院時に発熱を呈する感染症は、市中感染とは微妙に種類が違うのです。頻度的に気をつけなければいけないのは、

- 尿路感染症（尿道カテーテルが入ってる？）
- 院内肺炎（市中の肺炎と起因菌が違う）
- 人工呼吸器関連肺炎（同上、人工呼吸器装着してる？）
- カテーテル関連血流感染（中心静脈カテーテル入ってる？）
- 手術創感染（術後？）
- 偽膜性腸炎、クロストリジウム・ディフィシル感染（抗菌薬入ってる？）

となります。
　ちょっと複雑化しているようにみえますが、これらにはあることが共通しています。入院して、何らかの治療を行うことにより、生体が本来もっているバリアを壊してしまうことで起こる感染だということです。
　導尿管理をしていると、それだけ菌がつきやすくなります。血管内にカテーテルが入っていると、カテーテルの先に菌がつきやすくなります。手術で皮膚を切れば、皮膚というバリアがもろくなります。抗菌薬を用いていると、いわゆる善玉菌が駆逐されて、悪い菌だけが猛烈に増えてしまうことがあります。がんに対する化学療法や、病気自体によって抵抗力が落ちてしまった患者さんには、市中ではなかなか感染しないような感染が起こりえます（日和見感染含む）。
　入院患者の維持管理を専門業務として行う看護師の場合は、これらの院内感染チェックポイントについては確実に覚えておかなければいけません。
　高齢者や免疫が低下している患者さんの場合は、重症感染症・敗血

症でも熱が上がらないことがあります。急な発熱があればもちろんのこと、熱が上がっていなくても、

- 前日に比べて呼吸数が増えた、脈が速くなった、血圧が下がった（バイタルの変化）
- なんだか昨日と比べて意識レベルが低くなった気がする、うわごとが増えた（意識レベルの変化）
- むくみが出た（全身性炎症？　腎不全？）
- 尿量が減った（腎前性腎不全？）

といったサインが出たら、全身感染症・敗血症をきたしている可能性を頭の片隅に思い浮かべるようにしましょう。

　感染といえば、穴。そして、入院中に特別ありがちなバリア破壊源を探しにいくのです。いわば、新しく空いた穴を含めて、穴検索を行います。尿路か？　カテ先か？　呼吸器症状は？　手術創は？　腸炎症状は……？

　感染に対する生体の防御は、ときに「やりすぎ」となります。チンピラが体のなかで動き回っているからといって、飛行機に爆弾を積み込んで絨毯爆撃をしてしまっては街はめちゃくちゃになってしまいます。しかし、そういうことが時に起こるのが感染症です。感染症では体が「よかれと思って」外来異物を攻撃しまくることで自分自身をもいためつけてしまい、敗血症と呼ばれる状態に陥ります。このとき、熱が上がることも、下がることもあります。時に、敗血症になっていることがわかりにくいときもありますが、敗血症を見逃すことは患者さんの命の危機を意味します。ちょっとしたサインを見逃さないことは、すべての医療者に課せられた宿題でもあるのです。

感染症以外の発熱

発熱といえば感染症、のような話し方をしてしまいましたが、市中で発熱した人、院内で発熱した人がすべて感染による発熱であるとは限りません。

- 悪性腫瘍
- 膠原病
- 肺塞栓
- 心筋梗塞

などでも発熱をきたす場合があります。やはり、熱だけではなくその他の症状(バタコのタ)が重要です。
　一方、高体温といえば熱中症、という書きかたをしてきましたが、

- 悪性症候群(入院中に向精神病薬などを突然中止することで起こる)
- 覚醒剤中毒
- アルコール中毒
- 一部の腫瘍(褐色細胞腫など)
- 甲状腺クリーゼ
- 脳の外傷や出血

などによっても、視床下部のコントローラー機能が失われて高体温をきたすことがあります。これらの発熱・高体温の鑑別は、医師・看護師などを問わず、医療者1人で診断しきるのは難しいことがままあります。どんなときでも基本となるのは、

- **熱だけではなく、全身を診ること**
- **発熱の前後に何があったのかを詳細に聴取すること**

です。血液培養を何度も取り直し、インフルエンザの検査を何回もやり直し、カテ先も尿所見も全部確認してもまだよくわからない発熱をきたしていた人のカルテをよく見ると、最初の入院時に治療目的で向精神病薬を中止していたための悪性症候群であった、というようなケースもあります。発熱を診るには、患者さんに起こったすべてのできごとを注意深くみる目が必要だという好例でしょう。穴を見ると同時に、思考の穴(盲点)にも気を配りたいものです。

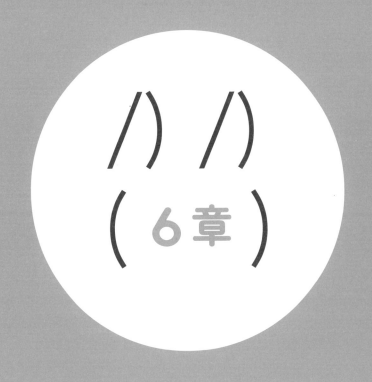

めまい

自分で経験するとめちゃくちゃ怖い症状です。
しかも、言い表すのが難しい。
きっかけや随伴症状にも注意して、患者さんに優しく寄り添いましょう。

(6-1) めまいのいろいろ：めまいのあらわしかた

　この章は「めまい」がテーマです。
　「なるほど……めまいね」と思ったあなたが、「めまいといえば、アレだな」とイメージした症状があると思います。それは、どんな症状でしょうか？

　この質問、いじわるなんです。なぜなら、めまいというのはすごく幅の広い、多くの意味を含んだ言葉だからです。
　「寝ていて起き上がるとふらふらする」のは、めまいです。
　「黙っていてもぐるぐる回る感じがする」のも、めまいです。
　「フラフラしてうまく歩けない」のも、めまい。
　「スーッと暗くなる感じ」も、「めまいがして気持ち悪くなった」などと表現されるのです。

　つまり、「めまい」の項目では、複数の「めまい」を相手にしなければいけません。人それぞれの「めまい」に対処しなければいけないということです。一口に「めまい」といっても、複数の意味、異なった症状が含まれています。

　腹痛や胸部不快感・胸痛などをアセスメントする際には、患者さんにいかに自分の痛みを表現してもらうかというのが１つのカギでした。痛みの種類や性状を細かく聞き出すのが医療面接のポイントでしたね。
　では、めまいの場合は？
　めまいの性状は、教科書的には３種類に分類されます。

- 回転性めまい
- 浮動性めまい
- 前失神

6章 ▶ めまい

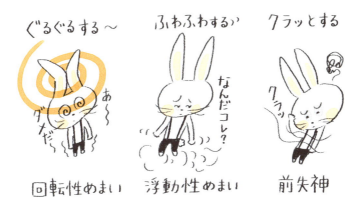
[めまいの分類]
ぐるぐるする〜 / ふわふわする / クラッとする
回転性めまい / 浮動性めまい / 前失神

　これらは非常に大切な分類です。患者さんのめまいが、以上の3つのうちどれであるかを見きわめることで、めまいの原因を絞り込んでいくことが可能です。

　しかしながら！　非常に大切なことを言います。
　「患者さんのコトバから、上記の3つを完璧に見きわめるのはかなり難しい」

　みなさんは「ぐるぐるする感じ（回転性）」と、「ふわふわする感じ（浮動性）」のニュアンスの違いをほかの人に説明できますか？
　「ぐるぐるってのはあれだよ……視界が回るんだよ」
　「ふわふわってのはあれだよ……視界が動くんだよ」
　まあそうなんですけどね。よく考えてみると、難しくないですか？
　例えば、遊園地のコーヒーカップでぐるんぐるん回ったあとにカップから降りてきたとき、あなたはどんな感じになるでしょう？　「バットの柄をおでこにつけてくるくる10回くらい回ってから走り出すアレ」をやったとき、あなたはどんな気分になるでしょう？

ぐるぐるしているときって、たいていふわふわもしてるんですよね。ということは、患者さんに「それ、ぐるぐるですか？　ふわふわですか？」と聞いても、「うーん、どっちも……？」と答えられてしまう可能性が十分にあるということです。
　ぐるぐる(回転性)ですか？　ふわふわ(浮動性)ですか？　というのは症状の強さによっては非常に難しい質問となります。「軽い回転性めまい」と「軽い浮動性めまい」を患者さんの言葉だけから見きわめるのはかなり難しいです。
　今から、めまいをあらわす患者さんの言葉を羅列してみましょう。

「ぐるんぐるんする」(回転性？)
「ふわふわする」(浮動性？)
「やわらかいものの上を歩いている感じ」(浮動性？)
「船に乗って揺れている感じ」(浮動性？)
「自分が動いていないのにまわりが動いている感じ」(回転性？　浮動性？)
「自分が動いていないのに自分が動いている感じ」(回転性？　浮動性？)
「足もとがおぼつかない」(回転性？　浮動性？　前失神？)
「まっすぐ歩けない」(もう何でもあり？)
「暗闇に吸い込まれる感じ」(前失神？)
「なんかすーっと気持ち悪い」(前失神？)
「ふらっふらっとなる」(全部あり？)

　これらはみな、「めまい」を表す言葉とされています。
　患者さんがこのどれを用いるかはケースバイケース。
　さらに、患者さんは、これらの言葉をまったく使わないこともあります。
「どうしましたか？」
「めまいがするんです」

これしか言ってくれないことがある。なぜなら、患者さんは「めまいがする」のひと言で十分伝わっているだろうと思っているからです。

医療者は、そのめまいが「ぐるぐるなのか、ふわふわなのか、失神直前のスーッと落ちるやつなのか」を聞き出さないといけません。

自分の話で恐縮ですが、この原稿を書いていたある日、私自身がめまいに襲われました。まさにこの原稿のことを考えているときです。あっ、来た！　まさか！　ぼくに⁉　と思いました。そしてすぐに、「この経験を書き留めておこう（あわよくば、本の原稿にしてしまおう）」と思ったのです。

ところが。私は、自分自身のめまいをよく表現できなかったのです。本当に驚きました。「ぐるぐるしているような気もする……ふわふわしているようにも思う……これはどっちなんだろう？」

椅子に座っていて突然めまいが出たのですが、自分の症状がいまいちはっきりしないので、えいやっとめまいの最中に立ち上がってみました。危ないですよ。まねしちゃいけませんよ。でも私はこのとき、「もう少しはっきり症状が出てくれ！」と願っていたのです。「じゃないと、原稿が書けない！」

座っているとグラァァッと前後に揺れるような感じだったのですが、立ち上がるとちょっとだけぐるぐるするような、でも回っているというほどではない、やっぱりふわふわかな……？　意識が遠のいているわけではない……。

数分くらいでめまいは治まりました。「めまいの原稿を書いている最中にめまいが起こる」というびっくり体験の終了です。私のなかで、あのめまいが「回転性めまい」だったのか、「浮動性めまい」だったのかは、いまだに結論が出ていません。まさに身をもって、軽度のめまいのときには回転性と浮動性を言い分けることが難しいことを体験しました。

まして、患者さんが医療者に自分の症状をうまく説明するのは、本当に難しいことなんだろうなと考えたのです（なお、私のめまいは、

もしかすると頸部筋肉の過緊張による一時的な血流低下→前失神だったのかもしれません。今となってはわからないです……）。

　個人の経験ついでに書きます。私は、めまいがあんなにつらいのだということを知りませんでした。めまいなんてぐるぐるするだけだろう、と心のどこかであなどっていたのかもしれません。
　あれ、めちゃくちゃ不安になりますねえ。
　頭に原因があるんじゃないかという恐怖がまず襲ってきます。見た景色が揺れ、耳の奥がすごくいやな感じになる。そして、うまく動けなくなり、少し気持ち悪くなり……。
　腹痛や胸部不快感・胸痛の項目を書いたあと、めまいの項目に臨むにあたり、「本当に生命にかかわる疾患さえきちんと除外できれば、めまいはまあ……命にかかわらないから」と、軽い気持ちでいた自分に気づきました。お恥ずかしい限りです。
　症状というのはそのまま「患者さんのつらさ」であるということを、あらためて実感しました。私たちは、症状に向き合う勉強を真摯に続けていかないといけませんね。

めまいの分類：めまいは何のせい？

では、話を戻しましょう。

本稿では、「めまいって結局、何なの？」を知るところからスタートします。この本では、症状から病気にたどり着くことをテーマとしていますが、めまいに関しては「病気を知ること」を先にお話します。そうしないと、わかりにくいのです。

めまいを3種類に分類し、それぞれのめまいがどのように起こっているのかを知ってから、症状から病気を推定する勉強に進みます。

異常を知るには、正常を知ることから始めます。

あなたの頭が今どういう位置にあり、どういう動きをしているかを感じるセンサーがあります。このセンサーは左右の耳の中にあります。有名な三半規管（さんはんきかん）と、あまり有名ではない（前庭）平衡斑（へいこうはん）。三半規管は、なぜか子どものころから聞いて知っているという人が多いですね。不思議と知名度が高いです。一方、平衡斑をご存じの方はほとんどいないでしょう。これらの詳しいはたらきは、多くの教科書に載っていますので省略します（この本でじっくりやるべき内容ではないです）。めまいを理解するうえで必要なのは、センサーの詳しいメカニズムよりも、センサーがどこにつながっていくかというつながりのほうです。

「三半規管＋平衡斑」を合わせたものが耳の中のセンサーです。

このセンサーに接続するコードがあります。コードはいくつかありますが、メインとなるコードを「前庭神経」といいます。

コードの先は脳幹の「橋」（きょう）に入ります。さらには、「小脳」ともつながっています。橋と小脳は、平衡感覚をコントロールするコンピュータの役割をします。センサーはコードを介してコンピュータにつながっているわけです。体の左右に分かれたセンサーがあり、頭の向きや加速度、回転を感知している。センサーからは中央に向かってコー

ドが走り、その先にあるコンピュータが平衡感覚をコントロールする。

　では、平衡感覚をコントロールするというのは、具体的に何をすることなのでしょうか。
　それは、「揺れ・回転を感じながら、視線を調節する」ということです。
　頭が急に動いたり、頭が回って視野が変わると、それまで見ていたものから視線がずれてしまいます。人間は多くの行動を、目で見てコントロールしています。移動や頭の向きによって対象から視線がずれると、とても困ります。歩いて頭が振動し、風景が動く度に視線が定まらなければ、とても危なくて歩けたものではありません。ですから、頭の揺れを感知して、視線のずれを予測し制御するしくみが備わっています。耳の中のセンサーを用いて、頭の向きの変化を捉え、視線がずれることを推測して目を反対側に振り、視線をずらさないようにするという動作のことを、(視動性)眼振といいます。
　歩きながら風景を眺めているとき、視界がぐらぐら揺れて見づらいということはあまりないですね。これは、頭の微妙な揺れをセンサーが感じ取り、コンピュータが細かく平衡感覚をコントロールして、自動的に目の向きを調節することで視界を保っているから可能なことなのです。

　正常な平衡感覚コントロールを理解したら、次に「異常」をみてみましょう。
　平衡感覚のコントロールに異常が生じるとしたら、どのようなパターンがありえそうですか？

- センサーが壊れる
- コードが壊れる
- コンピュータが壊れる

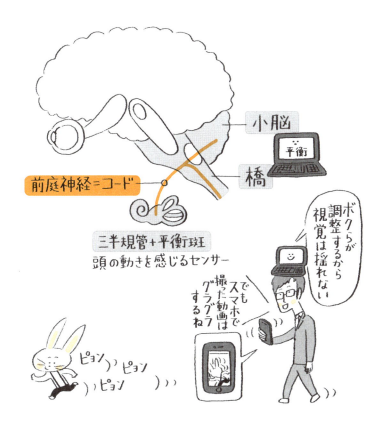

　この3つです。3つしかありません(強いて言うならば「全部壊れる」というのもありますが)。
　これらのパターンのうち、どれが起こっているかによって、症状のでかたが変わります。

　ポイントがもう1つあります。壊れる場所は、左右どちらかに寄っているのか？　それとも、まんなかなのか？　ということです。
　コンピュータは、橋・小脳にあります。これらは、いずれも頭のまんなかにあります。これに対して、センサーは両耳の中に、コードは両耳とコンピュータをつなぐ神経として、存在しています。センサーとコードは、左右にそれぞれあるということです。

センサー・コードが壊れる場合、左右両方ともいっぺんに壊れるというのはまれです。ですから、異常はたいてい左右どちらか一方に起こります。このとき起こるめまいが「回転性めまい」となります。ようやく専門用語が出てきましたね！

　一方、コンピュータはまんなかにあって、左右のセンサーやコードを同時に制御しています。ですから、コンピュータが壊れる場合は、「左右ともいっぺんに壊れた」のと同じ状態になります。このとき起こるめまいが「浮動性めまい」もしくは「前失神」となります。めまい3種類が出そろいました。

　左右どちらかがやられると回転、左右両方がやられる（のと同じ状態）と浮動。これはどうイメージしたらわかりやすいでしょうか。私は、自動車に例えるのがよいと思います。

　支えているセンサー・コードの左右どちらか一方が壊れた状態を、右側のタイヤだけ、もしくは左側のタイヤだけが動かない状態と考えます。仮に左側のタイヤが動かないとすると、右側のタイヤだけで走行することになります。するとどうなりますか？　右のタイヤだけが走ろうとすると、車はどんどん左に曲がってしまいます。これが回転性めまいのイメージです。左右どちらかが壊れ、もう片方だけで制御をしようとすると、感覚的に、どちらか一方にくるくる回るような錯覚を覚えるのです。

　センサーやコードが片方壊れる疾患というのは、耳の中、もしくは神経に異常があると考えます。P.151に表で示しますが、回転性めまいをきたしうる疾患の多くは内耳の疾患、あるいは神経に関係する疾患です。ただし、急性の脳卒中（椎骨動脈や脳底動脈の梗塞、脳幹の片側が脳梗塞になる状態）を忘れてはいけません。

　一方、コンピュータそのものが壊れると、左右のタイヤともに制御が利かなくなります。このときは全体の挙動がふわふわおかしくなり、回転は伴いません。

　コンピュータが壊れる疾患とは、小脳・橋に異常があるということ

6章 ▶ めまい

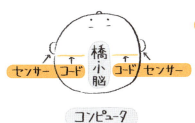

どちらかが壊れると
回転性めまい

左右両方が一度に
壊れると
浮動性めまい・前失神

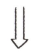

左側が故障！

⇓

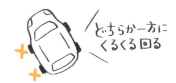

どちらか一方に
くるくる回る

左側に曲がっていってしまう

センサーとかコードが
壊れるわけだから内耳とか
神経の疾患が原因の
ことが多いです

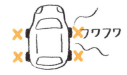

左右ともタイヤをやられた！

コンピュータが壊れるから
血流異常（梗塞・出血）
できものによる
圧迫・破壊が多いです

前失神

失神
意識消失

エンジンそのものがダメになる

血流の異常が多いです。
停電してしまった状態と
いうことです

です。その異常は血流異常(梗塞や出血など)や、できもの(小脳腫瘍など)による圧迫・破壊などを考えます。浮動性めまいというのはこれです。

　加えて、脳全体に血液がいかないためにコンピュータがうまく稼働しないパターン(コンピュータに例えるなら、停電した状態)があり、日常のめまい診療ではそれなりに遭遇します。これは「前失神」です。めまいというよりは失神・意識消失ですが、患者さんが「めまいがして具合が悪くなった」と表現する場合がありますので、一緒に扱うことにします。

　めまいが「回転性なのか、浮動性なのか、はたまた前失神なのか」を知るということは、センサーが片方壊れたのかな？　コードが片方おかしくなったのかな？　まんなかでコンピュータがやられてるのかな？　そもそも全体的に停電したのかな？　と、アセスメントすることなのです。

　めまいの診断は難しく、適切な診断にたどり着くためには専門医による複雑な診察・検査が必要です。めまいを専門としない医師、さらには多くの医療者(看護師など)はそこまでの知識が必要ないともいえます。

　なお、多くのめまいは命にはかかわりませんが、「ただちに命にかかわる、重篤な状態」も隠れています。これからまさに重篤になるかもしれない患者さんを前にしたときに、「あとで専門医に詳しく診てもらいましょうねえ」とのんびり構えているわけにはいきません(注：もちろん、「命にかかわらなくていいめまい」を軽視していいわけではないですよ！　先ほどの私の体験談にも書いたとおり、めまい、さらにはあらゆる病気というのは不安で不安でしかたがないものですから……。ただ、緊急の対応が必要かどうかという視点は、プロなら必ずもっていなければなりません)。

　最初に患者さんに出会った人が非専門医だろうが看護師だろうが、

「おかしい！」と思わないといけない疾患。そのような、絶対に見逃してはいけない疾患とは何でしょう？

　回転性めまい・浮動性めまい・前失神を起こす疾患はざっとこれくらいあります。

表　回転性めまい・浮動性めまい・前失神を起こす疾患

回転性めまいを起こしうる疾患	●良性発作性頭位性めまい（BPPV） ●メニエール病 ●急性中耳炎 ●前庭神経炎 ●突発性難聴 ●外傷に伴う外リンパ瘻 ●真珠腫や破壊性中耳炎に伴う外リンパ瘻 ●椎骨動脈や脳底動脈の梗塞による循環障害（つまり脳卒中の一種） ●薬剤性の内耳障害
浮動性めまいを起こしうる疾患	●小脳や橋の腫瘍 ●小脳や橋の変性 ●小脳や橋の炎症 ●薬剤性の中枢障害 ●脊髄や末梢神経全体の異常（深部知覚障害） 　※全身のセンサー・コードがいっぺんにやられるパターン
前失神を起こしうる疾患	●起立性低血圧（患者さん自身は「貧血」と言うことがある、校長先生の長い話で生徒が倒れてしまうアレ） ●脱水 ●不整脈、心不全などによる一過性脳虚血発作（TIA） ●アナフィラキシーショックによる血管拡張 ●低血糖や低酸素

　けっこう重篤そうな疾患がいっぱいです。一度読んだだけではなかなか頭に入ってこないでしょう。これらの診断は専門医でも難渋することがあります。しかし、明らかにおかしい、命にかかわりそうだ、

という疾患は、めまいの非専門医療者でもある程度見きわめることができます。

> **表** 命にかかわる「めまい」のポイント

- めまいが数分以上続いている（病院に来てからもめまいがしている）
- じっとしていてもめまいが治らない
- 以下に挙げるような症状が出ている（随伴症状）
  - 嘔吐している
  - 頭痛がきつい
  - 視界が二重になっている
  - 顔面の皮膚の感覚がおかしい
  - つばを飲み込めない
  - うまくしゃべれない
  - 呼吸がおかしい
- 高齢者で、動脈硬化などのリスクが高そうな人のめまい（背景）

　上の表のような場合にはもたもたせずにただちに専門医を呼ばなければいけません。何を恐れているかというと、脳卒中です（特に小脳卒中）。
　脳卒中によるめまいは命にかかわります。椎骨動脈・脳底動脈が詰まってしまうと一刻を争います。椎骨動脈や脳底動脈の梗塞の場合には、脳幹の「片方がやられる」ので、めまいは回転性となることが多いですが、浮動性であったとしても油断はできません。「突然発症した、上記症状を伴うめまい」を見逃してはいけません。

　見逃さないための項目を眺めると、「めまいと一緒に、あるいはめまいの前後に何か別の症状が起こらなかったか？」という随伴症状が大切だということがおわかりでしょう。上に挙げたもののほかにも、

- **聴力が低下していないか**
- **耳鳴りがないか**

など、いわゆる蝸牛症状と呼ばれる随伴症状は、メニエール病や内耳の炎症性疾患などを疑うことができるので、有用です。

　患者さんが「めまい」とは言いながらもじつは前失神であるパターンにも注意しましょう。若い人などで頻度的に高いのは起立性低血圧です。一過性脳虚血発作（TIA）は心不全や不整脈などに伴う場合がありますし、脱水や低血糖はすぐに補正してあげなければいけません。「めまいがする」と言った患者さんが、「目の前が暗くなった」とか「くらくらしてしゃがみ込んでしまった」と言ったときには、「そもそもめまいというより失神なのでは？」と疑い、重篤な疾患がないかどうかを調べます。

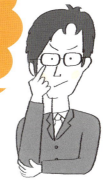

医療のプロとして命にかかわる疾患を見逃してはいけません。しかし、程度の差はあってもすべての症状は人を不安にするものであるということを覚えておきたいものです

(6-3)
めまいの「きっとマスカラ強いバタコの時間」

先に随伴症状についてじっくりみてきましたが、「きっとマスカラ強いバタコの時間」の他の項目はどうでしょう？ きっかけ、増悪・寛解因子、強さ、場所、他の症状、時間。「他の症状」というのが随伴症状です。

めまいを診察するとき、「場所」を聞くのは難しいです。そもそもめまいに「場所」って存在しませんからね(呼吸困難のときもそうでしたよね)。めまいの場合は、「きっとマスカラ強いタコの時間」です。

さらに、「強さ」も難しいです。めまい自体の強さというのは本当に表現が難しい。めまいは脳でコントロール(補正)をかけているため、だんだん症状が弱くなることもあるのですが、弱いからといって安心ということもないのです。「きっとマスカラタコの時間」です。だんだん怪しくなってきました。

この本では全編を通して「きっとマスカラ強いバタコの時間」を大切にしてきましたが、めまいのように必ずしも当てはまらない症候学もあります。バタコさんにこだわりすぎるのも考え物です。具体的にみてみましょう。

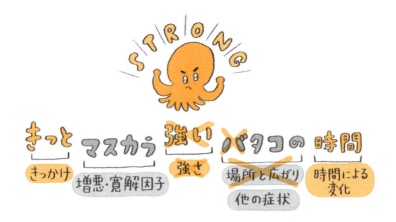

めまいの"きっと"：きっかけ

　「きっかけ」として、特に、姿勢によって誘発されたかどうかを気にしておきましょう。三半規管や平衡斑などのセンサーに異常がある疾患として頻度が高いのが、良性発作性頭位性めまい（BPPV）です。片方のセンサーがいくつかの理由により「誤作動」する病気です。原因として内耳の中にある石（耳石）が関与しているともいわれます。起き上がったとき、横になったとき、寝返りをうったときなどに、センサーの中で石が転がり、センサーを誤動作させるためにめまいが出現するのです。BPPVを診断するうえでは、きっかけを聞き出すのが重要です。

　姿勢により誘発されるめまい（前失神）としては、起立性低血圧も有名です。起き上がったとき、あるいはずっと立っていたときに症状を訴えることがほとんどです。寝たときとか寝返りをうったときには見られません。
　くしゃみをしたらめまいが始まった、というパターンもあります。鼻をかんだら急にめまいがしたとか。これは、耳の圧が上がったせいで三半規管にひびが入り、中のリンパ液がもれ出してしまったことによるめまい（外リンパ瘻）を想起します。

めまいの"マスカラ"：増悪・寛解因子

　「増悪・寛解因子」は、じっとしていたら治るかどうかが大切です。じっとしていても治らないめまいには、重篤な疾患が隠れている場合があります（前述）。逆に、姿勢によって増悪し、じっとしていると治るような回転性めまいは上記のBPPVのことがあります。すーっと目の前が暗くなったけど保健室で寝ていたら治った、というのは、起立性低血圧の典型パターンです。

めまいの"タコの時間"：他の症状、時間

　随伴症状については先にまとめましたが、なかでも後頭部の頭痛や神経学的症状には注意しましょう。

　なお、メニエール病という病気は、教科書的には、悪心を伴う回転性めまいで、聴力低下を伴い、数時間続いては治るというのを繰り返す、とされています。しかし、ぐるぐるめまいがするとたいてい気持ち悪くなりますから、問診だけで確定診断するのは実際難しい病気です。

　時間については、「じっとしていて数分経つけど、いっこうに治まらない」には注意しましょう。小脳・橋（コンピュータ）に対する、血流不足（停電）の可能性が少し高くなります。

表　めまいの「きっとマスカラタコの時間」のポイント

きっと	きっかけ	**POINT** めまいが誘発されるものはあったか？ ●姿勢によって誘発されたかどうか 　・三半規管や平衡斑などのセンサーに異常がある疾患→良性発作性頭位性めまい（BPPV） 　・起立性低血圧（起き上がったとき、あるいはずっと立っていたとき） ●くしゃみをしたらめまいが始まった／鼻をかんだら急にめまいがした→耳の圧が上がったせいで三半規管にひびが入り、中のリンパ液が漏れ出してしまったことによるめまい（外リンパ瘻）
マスカラ	増悪・寛解因子	**POINT** じっとしていたら治まるかどうか ●じっとしていても治らない→重篤な疾患が隠れている場合がある ●姿勢によって増悪し、じっとしていると治まるような回転性めまい→BPPV ●すーっと目の前が暗くなったけど保健室で寝ていたら治った→起立性低血圧
タコの時間	他の症状	**POINT** 後頭部の頭痛や神経学的症状は特に注意！
	時間による変化	**POINT** 「じっとしていて数分経つけど、いっこうに治まらない」には注意

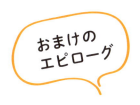

　教科書というものには、普通、後書きとかエピローグといったものはありません。最後は索引で終わるのが普通です。
　しかし。本書にはおまけのエピローグをつけておこうと思います。まとめ、みたいなものです。

　プロローグで触れた「研修医カンファ」でのディスカッションを元に、本書はできあがりました。ここまでお話ししてきた、腹痛、胸部不快感・胸痛、呼吸困難、発熱と高体温、めまいという5つの症候は、われわれのカンファレンスが盛り上がることが多かった「5大症候」です。そして、これらの症候は、どんな施設・どんな医療者であっても、比較的遭遇する頻度が高いと思います。病院によって、多少の差はあるでしょうけれどもね。
　入院して安定していたはずの患者さんが、ある朝突然痛みを訴えたり、じわじわと熱を出したりすることは、どんな病院でも起こりえます。外来通院していた患者さんが、夜中に慌てて主治医の元に駆け込んでくるケースもあります。
　これらを「診断」するのは、外来を担当している医師かもしれませんし、病棟を担当しているナースかもしれません。検査に携わる診療放射線技師や臨床検査技師かも、リハビリテーションに携わる理学療法士かもしれないわけです。
　医療者には、診断の知識が必要です。

　さて、私が大事だなと考えた（ついでに言うと、いちばん書きやすかった）5つの症候ごとに、いろいろな「みかた」を提示してきました。今、各章を振り返ると、それぞれ違う症状を相手にしてきたにもかかわらず、ある程度共通したもののみかたや考えかたがあったことに、気づかれたでしょうか。

患者さんの痛み、苦しみをアセスメントするうえでは、ある程度共通した対応をすることができます。「きっとマスカラ強いバタコの時間」（あるいはOPQRST）というのは、その筆頭です。
　ただし、最後の章の「めまい」で見てきたように、すべての症状でマスカラバタコを当てはめることはできません。

　患者さんの背景に気を配ること。病院と関係ないところで生活していて具合が悪くなった人と、それまで入院していた患者さんとでは、発症しやすい病気が微妙に異なります。そういった、「背景と頻度」を頭に入れておくこと。

　グラフを書く、というのも大切です。マスカラバタコをまとめて書き入れる「症状の移り変わりグラフ」を書くことは、どんな症候を相手にしていても役に立ちます。

　そして、これらの技術的なポイントはいずれも大切ではありますが、何よりも。患者さんがどんな症状を呈していても、まず最初にすべきは、傾聴です。
　患者さんの訴えを、しっかりと聞く。

　患者さん自身が、自分のつらさを自分で「診断」しているということを思い出しましょう。その診断に、耳を傾けましょう。なぜ、患者さんは「自分は狭心症かもしれない」と思ったのだろうか。何をきっかけに、何を重要だと思って、言葉を選んでいるのか。身内に似たような症状を呈した人がいたのかもしれません。テレビで見たことがあったかもしれません。強い痛みにずっと悩まされていたのかもしれません。

　プロの医療者であれば、ある程度「決まった質問」を用意することもできるでしょう。系統的に患者さんの情報を明らかにしていくこと

もできるでしょう。しかし、何よりもまず、語り始めた患者さんを質問攻めにしないことが大切です。患者さんの言葉で、存分に語っていただきましょう。きっとそこには、「きっかけ」も「場所」も「時間」も、ある程度含まれているのです。こちらから患者さんにおうかがいするのは、患者さんの言葉が尽きてからでも十分間に合います。

　専門的な知識、特に、疾病ごとの知識は非常に大切です。虫垂炎、心筋梗塞、院内感染など、さまざまなキーワードで教科書をたぐり、ガイドラインを探し、検索をして、勉強を繰り返していくことが求められます。みなさんはこれから、おそらく一生、「疾患名でググる」ことをやめられなくなります。病気をみようと努力し続けることになります。

　ただし。その折々に、私たちが本当にみているものは病気ではなく、患者さんそのものだよな、ということを思い出す必要もまた、あります。
　患者さんの訴える「痛み」は、なんらかの病気の結果生まれてくる副産物かもしれませんが、患者さんにとってはどんな病名を与えられるかよりも、早く痛みを取り除いてもらいたい思いでいっぱいかもしれません。病気だけをみるのではなく、病態をみましょう。症状をみましょう。それが、患者さんを診るということです。

　たまーに、症候診断学のことも、思い出してみてください。病気がみえる喜びは(私は病理専門医ですから)よく知っていますけれど、痛みを理解することもまた、しみじみと味がある作業ではないかなあと、思っています。

2017年11月
市原 真

和文

あ
- 悪性腫瘍 ……………………… 137
- 悪性症候群 …………………… 137
- 圧痛 ……………………………… 11

い
- 胃潰瘍 …………………………… 75
- 痛みの原因 ……………………… 13
- 一過性脳虚血発作 …………… 153
- 院内感染 ……………………… 135

う・お
- うっ血性心不全 ………… 110, 117
- 横臥呼吸 ……………………… 112

か
- 回転性めまい ………………… 140
- 蝸牛症状 ……………………… 153
- 拡散障害 ……………………… 110
- 覚醒剤中毒 …………………… 137
- ガス交換 ……………………… 102
- 肝硬変 ………………………… 117
- 間質性肺炎 …………………… 110
- 眼振 …………………………… 146
- 感染症 ………………………… 133
- 肝肺症候群 …………………… 112

き
- 気管支炎 ……………………… 134
- 起座呼吸 ……………………… 112
- 逆流性食道炎 ………………… 74
- 橋 ……………………………… 145
- 胸鎖乳突筋 …………………… 114
- 狭心症 ………………………… 67
- 胸部不快感・胸痛の分類 …… 62
- 胸膜炎 ………………………… 72
- 起立性低血圧 ………………… 155
- 緊張性気胸 …………………… 65

く・け
- クモ状血管腫 ………………… 117
- 経皮的酸素飽和度 …………… 99
- 血管痛 ………………………… 62
- 月経困難症 …………………… 26
- 血小板減少性紫斑病 ………… 51

こ
- 甲状腺クリーゼ ……………… 137
- 膠原病 …………………… 117, 137
- 高体温 ………………………… 123
- 高二酸化炭素血症 …… 104, 105
- 呼吸 …………………………… 89
- 呼吸困難の原因 ……………… 98

さ・し
- 三半規管 ……………………… 145
- 子宮筋腫 ……………………… 26
- 子宮腺筋症 …………………… 26
- 自然気胸 ……………………… 71
- 市中感染 ……………………… 134
- シバリング …………………… 127
- 十二指腸潰瘍 ………………… 75
- 上腸間膜動脈血栓症 ………… 44
- 小脳 …………………………… 145
- 腎盂炎 ………………………… 134
- 心筋梗塞 ………………… 67, 137
- 心膜炎 ………………………… 72

す・せ
- 膵炎 …………………………… 50
- 生理痛 ………………………… 25
- 前失神 ………………………… 140
- 前庭神経 ……………………… 145
- 喘鳴 …………………………… 108

た
- 帯状疱疹 ………………… 51, 77
- 体性痛 ………………………… 8

ち・て・と

大動脈解離	44, 70
大動脈瘤	70
胆石症	75
胆石発作	50

ち・て・と

チアノーゼ	117
窒息	92
腸管伸展痛	42
低酸素血症	104, 105
低体温	129
動脈血中酸素分圧	100
動脈血中二酸化炭素分圧	100

な・に

内臓痛	8
尿管結石	45
尿道炎	134

ね・の

熱射病	130
脳卒中	152

は

肺炎	94, 134
敗血症	129, 136
肺水腫	94, 110
肺線維症	94
肺塞栓	93, 137
バイタルサイン	122
ばち指	117
発熱	123
パルスオキシメーター	99

反跳痛	11

ひ

病理診断学	19
貧血	68

ふ

腹痛の位置と原因疾患	49
腹痛の原因	24
副鼻腔炎	134
腹部の奇異性運動	116
腹膜炎	35
浮動性めまい	140

へ・ほ

平衡斑	145
蜂窩織炎	134
膀胱炎	134
放散痛	68, 83
放熱	123

ま

マーフィー徴候	46
マスト・ルールアウト	64

め

メニエール病	156
めまいの分類	140
めまいを起こす疾患	151

ら・り

卵巣茎捻転	44
良性発作性頭位性めまい	155

略語

BPPV (benign paroxysmal positional vertigo：良性発作性頭位めまい)	155
BSI (blood stream infection：血流感染)	133
CDI (*Clostridium difficile* infection：クロストリジウム感染症)	133
HAP (hospital-acquired pneumonia：院内肺炎)	133
SSI (surgical site infection：手術部位感染)	133
UTI (urinary tract infection：尿路感染症)	133
VAP (ventilator-associated pneumonia：人工呼吸器関連肺炎)	133

市原 真
Shin Ichihara

1978年生まれ。2003年北海道大学医学部卒。医学博士。病理専門医、臨床検査管理医、細胞診専門医。札幌厚生病院病理診断科医長。インターネットでは「病理医ヤンデル」で有名。

症状を知り、病気を探る
病理医ヤンデル先生が「わかりやすく」語る

2017年11月25日　第1版第1刷発行	著　者	市原　真
	発行者	有賀　洋文
	発行所	株式会社 照林社
		〒112-0002
		東京都文京区小石川2丁目3-23
		電　話　03-3815-4921（編集）
		03-5689-7377（営業）
		http://www.shorinsha.co.jp/
	印刷所	大日本印刷株式会社

- 本書に掲載された著作物（記事・写真・イラスト等）の翻訳・複写・転載・データベースへの取り込み、および送信に関する許諾権は、照林社が保有します。
- 本書の無断複写は、著作権法上の例外を除き禁じられています。本書を複写される場合は、事前に許諾を受けてください。また、本書をスキャンしてPDF化するなどの電子化は、私的使用に限り著作権法上認められていますが、代行業者等の第三者による電子データ化および書籍化は、いかなる場合も認められていません。
- 万一、落丁・乱丁などの不良品がございましたら、「制作部」あてにお送りください。送料小社負担にて良品とお取り替えいたします（制作部 ☎0120-87-1174）。

検印省略（定価はカバーに表示してあります）
ISBN978-4-7965-2420-9
©Shin Ichihara/2017/Printed in Japan